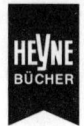

EVA MARIA HAAGA

Gesunde Kinder mit Apfelessig

Abwehrkräfte stärken
Krankheiten vorbeugen
Vitaminmangel ausgleichen

Originalausgabe

WILHELM HEYNE VERLAG
MÜNCHEN

HEYNE RATGEBER
08/5259

Besuchen Sie uns im Internet:
http://www.heyne.de

Umwelthinweis:
Dieses Buch wurde auf
chlor- und säurefreiem Papier gedruckt.

Printed in Germany 1998
Lektorat: Susanne Backmund
Umschlaggestaltung: Atelier Adolf Bachmann, Reischach
Umschlagabbildung: Studio für Werbefotografie
Elmar Kohn, Landshut; VCL/Bavaria Bildagentur, Gauting;
Hackenberg/Maritius Bildagentur, Mittenwald
Satz: Schaber Datentechnik Wels
Druck und Bindung: Ebner Ulm

ISBN 3-453-14748-0

Inhaltsverzeichnis

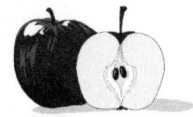

Die Praxis der Heilessiganwendungen
von A bis Z 101

Vorwort

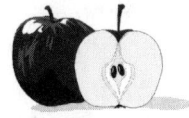

Kräuteressig, Obstessig und vor allem der Apfelessig sind in aller Munde. Lange wurde der Einsatz von Essig bei unterschiedlichsten Beschwerden und Erkrankungen als medizinisch überholt angesehen, doch haben moderne Untersuchungen bewiesen, daß der Einsatz von Essig zahlreiche Krankheiten lindern und heilen kann.

Viele Bücher sind in letzter Zeit zum Thema Essig erschienen, doch wurde meist der Einsatz bei Kindern vernachlässigt. Dies liegt vielleicht daran, daß der pure Genuß von Apfelessig durch seinen sauren Geschmack bei Kindern nicht sehr beliebt ist. Ich habe jedoch festgestellt, daß Apfelessig in den verschiedenen Kombinationen mit Frucht- oder Gemüsesäften, die in diesem Ratgeber beschrieben werden, auch von Kindern sehr gut angenommen wird. Bei äußerlichen Anwendungen spielt der Geschmack ohnehin keine Rolle, und gerade bei Kindern ergibt sich ein großes Einsatzfeld, wie Sie den vielen Vorschlägen dieses Buches entnehmen können.

Mit diesem informativen Ratgeber haben Sie ein umfassendes Nachschlagewerk, das in leicht verständlicher Weise alle bewährten Einsatzmethoden bei bekannten Kinderkrankheiten, Verletzungen sowie im täglichen Leben aufzeigt, praktische Tips gibt und Anwendungen und Heilmethoden beschreibt.

Besonderes Augenmerk habe ich auf die Steigerung der Immunabwehr in Verbindung mit Apfelessig gelegt. Ein weiterer wichtiger Teil sind die unterschiedlichsten Heilessigrezepte, die Sie einfach zubereiten und als naturheilkundliche Hausapotheke bei den verschiedensten Erkrankungen einsetzen können. Auch als Nahrungsergänzung, die Ihnen die Möglichkeit gibt, Ihr Kind mit bereits voraufgeschlossener und damit in besonders gut verträglicher Weise mit Vitaminen, Enzymen, Mineralien und Spurenelementen zu versorgen, bedeutet der Apfelessig eine nicht zu unterschätzende Hilfe. Denn häufig werden diese Stoffe mit der normalen Nahrung oft nicht in ausreichender Menge zur Verfügung gestellt.

Ein besonderer Dank gilt meinen Eltern, die mir ihre Kenntnisse aus langjähriger Erfahrung als Heilpraktiker zur Verfügung gestellt haben. Seit vielen Jahren konnte ich als Ernährungsberaterin und Gesundheitspädagogin in ihrer Praxis meine Erfahrungen einbringen und erweitern. Sie haben mit ihren Hinweisen und praxisorientierten Behandlungsmethoden entscheidend zu der Entstehung dieses Buches beigetragen. Alle von mir in diesem Buch zusammengestellten Rezepte haben sich in ihrer Praxis am Patienten bewährt. Vieles ist mir natürlich auch aus meiner eigenen Kindheit sehr vertraut, und ich wende es heute bei meinem Sohn mit Erfolg an.

Die hier dargestellten Behandlungsmethoden und Rezepte sind nach bestem Wissen und Gewissen erprobt und beschrieben. Sie können jedoch ärztlichen Rat und Hilfe nicht ersetzen. Wenden Sie sich also immer an Ihren Haus- oder Kinderarzt, um Krankheiten und deren Behandlung abklären zu lassen.

Ein paar allgemeine Informationen zum Einsatzgebiet von Apfelessig

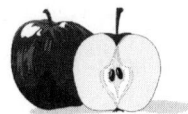

Immuntraining durch abgeschwächte Krankheitserreger

Die über Jahrtausende bewährte heilende und desinfizierende Wirkung des Essigs hält dem Vergleich mit modernen Medikamenten und Desinfektionsmitteln nicht stand. Doch sollte man dabei nicht vergessen, daß zu viel Sauberkeit auch krank machen kann. Die Beobachtung, daß gerade dort die meisten Wiederholungserkrankungen auftreten, wo am intensivsten desinfiziert und mit bakterienfeindlichen Stoffen, den sogenannten Antibiotika, therapiert wird, führt zu einem zunehmenden Umdenken in der Medizin. Unter alltäglichen Bedingungen, wenn kein gehäuftes Auftreten von Erkrankungen vorliegt, genügt es völlig, wenn die allgegenwärtigen Krankheitserreger in ihrer Lebensfähigkeit geschwächt und nicht gleich abgetötet werden. Nur dadurch hat unser Abwehrsystem die Möglichkeit, sich zu trainieren, um Krankheitserreger wirksam selbst zu bekämpfen.

Ein unterfordertes Immunsystem
beginnt, sich selbst anzugreifen

Wird unserem Abwehrsystem die Trainingsmöglichkeit im ständigen Kontakt mit unterschiedlichsten Krankheitserregern genommen, so kommt es zum gehäuften Auftreten von allergischen Reaktionen und Autoimmunerkrankungen. Das kann dazu führen, daß unser dauernd unterfordertes Abwehrsystem beginnt, übersensibel zu reagieren oder gar körpereigene Organe anzugreifen. Bei allen Erkrankungen der Haut, der Atmung und des Bewegungsapparates erkennt die Wissenschaft zunehmend derartige Zusammenhänge, denn Erkrankungen wie Neurodermitis, Schuppenflechte, Asthma oder Rheuma kommen bei Menschen, die in Entwicklungsländern leben, so gut wie nicht vor.

Erkrankungen Erwachsener als Ergebnis
übertriebener Hygiene

Vielleicht erinnern Sie sich an die sogenannte Seifenkrankheit, wie die spinale Kinderlähmung auch genannt wurde. Während der letzten großen Epidemie in Europa 1956 war sie in jenen Ländern am meisten verbreitet, in denen der Verbrauch an Seifen und Desinfektionsmitteln am höchsten war.

Angesichts der gewinnbringenden Umsätze mit »superreinigenden« Putz- und Waschmitteln aller Art, werden derartige Zusammenhänge gerne verdrängt. Aber übertriebene Sauberkeit schadet meist mehr als sie nützt. Das ist bereits der erste Grund für den Einsatz des mild desinfizierenden Essigs, pur oder verdünnt, im Haushalt und dem Kinderzimmer, das eventuell auch einmal zum Krankenzimmer werden kann.

Essig und ätherische Öle, eine Superwaffe zur Desinfektion
Gepaart mit der Desinfektionskraft ätherischer Öle, deren Wirkung durch den Essig nachweislich verstärkt wird, lassen sich sogar Mischungen herstellen, die durchaus mit chemischen Desinfektionsmitteln und Medikamenten konkurrieren können oder zumindest eine deutliche Reduzierung der nebenwirkungsreichen Chemieprodukte ermöglichen.

Auch die Verdauung profitiert vom Apfelessig
Daß besonders die Wirkstoffe der Obstessigsorten die Verdauung unterstützen können, steht bereits im Papyrus Kahun geschrieben. Das Papyrus Kahun ist die älteste bekannte schriftliche Aufzeichnung medizinischer Behandlungen. Es stammt aus der Zeit des ägyptischen Königs Amenemhet III., der von 1840–1792 v. Chr. lebte. Bereits hier findet der Essig Anwendung bei einer Reihe medizinischer Behandlungen. Aktuelle wissenschaftliche Untersuchungen bestätigen dies nicht nur, sondern weisen auf einen weiteren, sehr interessanten Zusammenhang hin: Essig kann Heilpflanzen in

einen Zustand überführen, der sie nicht nur besonders leicht für den Körper verwertbar macht, sondern auch noch ihre Wirkung verstärkt!

Einer der Gründe dafür wird in der äußerst vitamin- und enzymschonenden Weise gesehen, in der der Essig die Heilstoffe aufzuschließen vermag.

Apfelessig und Heilkräuteressige wirken mild und zuverlässig

Neben der in vielen Fällen bereits sehr wirksamen Anwendung des reinen Apfelessigs oder eines anderen Obstessigs, erreichen wir eine deutliche Wirkungs- verstärkung durch die Zugabe von Heilkräutern, Ge- würzen, ätherischen Ölen und Mineralien zum Essig. So brühen wir zum Beispiel einen Tee nicht in ge- wohnter Weise auf, sondern machen einen Kaltansatz in Obstessig. Günstig ist es, wenn dieser Kaltansatz einen Tag oder bis zu drei Wochen reifen kann. In akuten Fällen wirkt jedoch bereits ein fünfminütiges Mixen der frischen oder getrockneten Kräuter ge- meinsam mit dem Essig, um sie für unser Verdauungs- system voraufzuschließen.

Medikamentenalkohol zerstört die Lebenskraft der Heilpflanzen

Alkohol ist der am häufigsten verwendete Stoff, um Wirkstoffe aus Heilpflanzen und anderen Medikamentengrundstoffen herauszulösen. Es ist unbestritten, daß durch die aggressive Wirkung des Alkohols wichtige Heilsubstanzen verlorengehen; die Lebenskraft der Heilpflanzen wird durch den Alkohol zum großen Teil zerstört. Die weitaus mildere Form der Medikamentenbereitung mit Hilfe eines Obstessigs, wie wir sie in diesem Buch empfehlen, bewahrt folglich unsere Kinder nicht nur vor der unsinnigen Belastung mit Alkohol, sondern schließt zudem die Heilstoffe aus der Pflanze in viel schonenderer Weise auf.

Nicht die Wirkstoffmenge, sondern die Qualität entscheidet

Mit Recht wird eventuell Ihr Apotheker einwenden, der Essig wäre nicht in der Lage, die Heilstoffe genauso gut wie der Alkohol aus den Heilpflanzen herauszulösen. Genau dies ist auch der Grund, weshalb wir die verbliebenen Pflanzenbestandteile nicht einfach wegschütten, wie dies sonst bei Alkoholauszügen und Tees gemacht wird, sondern nach Voraufschließung durch den Obstessig der weiteren biologischen Aufschließung durch unser Verdauungssystem zuführen.

Teeblätter nicht einfach wegschütten

Wir filtrieren einen Heilkräuteressig grundsätzlich nur dann, wenn er *nicht* zur innerlichen Anwendung bestimmt ist. Nur bei Bädern, Wickeln und Packungen, Gurgellösungen, Spülungen usw. wird der Heilkräuteressigansatz einfach durch einen Kaffeefilter oder ein stabiles Küchentuch, das wir in ein Sieb legen, gegossen.

Eine neue Arzneistoffqualität durch Apfelessig

Heilessigaufbereitungen von Arzneistoffen sind nicht nur schonender für die in den Heilpflanzen enthaltenen Wirkstoffe. Dadurch, daß die Pflanzenstoffe für die innerliche Anwendung nicht abfiltriert werden, gelangen weitere wichtige Heilstoffe in unseren Körper.

Heilessig kann auch Kindern schmecken

Bisher hat der Heilessig in der Kinderheilkunde nur eine beschränkte Verbreitung erfahren. Besonders bei der innerlichen Anwendung stieß sein Geschmack häufig auf Ablehnung, da es Kindern eben nur schwer zu erklären ist, daß bittere oder saure Medizin oft die wirkungsvollste ist. Was liegt in einem solchen Fall also näher, als den Obstessig wieder dahin zu geben, wo er herkommt: in den Obstsaft. Jedoch auch in Verbindung mit Gemüsesäften entstehen interessante Geschmacksnuancen, die durchaus dem Kindergeschmack entsprechen.

Fruchtsäfte ergänzen, was dem Apfelessig fehlt

Leider sind auch wir erst nach einiger Zeit auf einen äußerst naheliegenden Zusammenhang gekommen: Wir konnten immer wieder beobachten, daß die Kombination von den in Obstessig aufgelösten Heilpflanzen zusammen mit einem Frucht- oder Gemüsesaft deutlich wirkungsvoller ist. Dies ist durchaus verständlich, denn die Vitalstoffe des Saftes liefern wichtige Begleitenzyme, die bei der alkoholischen Phase der Essigherstellung zerstört wurden.

Essig muß immer durch die Einwirkung spezieller Essigbakterien aus alkoholhaltigen Fruchtmosten hergestellt werden. In diesem alkoholischen Teil der Entstehungsphase des Essigs richtet der Alkohol aber leider nicht nur Gutes in den Zellstrukturen der ursprünglichen Fruchtmasse an. Zwar gleichen die Essigbakterien wieder viel durch die Schaffung gänzlich neuer, heilender Wirkstoffe aus. Die ursprünglich durch den Alkohol zerstörten lebenswichtigen Vitalstoffe können sie jedoch nur zum Teil ersetzen. Diesen Mangel können wir aber durch die Vermischung des Essigs mit Frucht- und Gemüsesäften oder durch das Essen frischen Obstes und Gemüses wieder ausgleichen.

Vitalstoffe, unabdingliche Basis für ein gesundes Leben

Mineralien und Spurenelemente sind, ebenso wie die Vitamine, lebensnotwendig für das einwandfreie

Funktionieren aller Zellen und Zellsysteme unseres Körpers. Schon das Fehlen eines einzigen Minerals kann verheerende Folgen für unseren Körper haben.

Viel häufiger sind jedoch die kleinen Wehwehchen, Unwohlsein und Müdigkeit, nachlassende Konzentrationskraft oder eine unklare innere Unruhe. Auch unsere Kinder sind davon geplagt, meist fällt es ihnen aber schwer, uns dies mitzuteilen, da sie sich vielleicht noch nicht so gut ausdrücken und das Gefühl in Worte kleiden können.

Heilessig hilft, vielen Erkrankungen vorzubeugen
Heilessig kann in lebensbedrohlichen Situationen nicht den Arzt und seine oft lebensrettenden Medikamente ersetzen. Bei den meisten Erkrankungen im Kindesalter kann er jedoch, wenn er in der richtigen Form angewendet wird, den Einsatz nebenwirkungsreicher Medikamente vermeiden oder reduzieren helfen. Zu empfehlen ist es daher ganz besonders, die von uns im Rezeptteil vorgeschlagenen Mineral- und Spurenelementessigzubereitungen auch vorbeugend einzunehmen.

Daß selbst eine rein biologische Ernährung nicht in der Lage ist, uns mit allen erforderlichen Mineralstoffen und Spurenelementen zu versorgen, ist eine wissenschaftlich anerkannte Tatsache. Seit Jahrmillionen haben Regen und Wind wichtige Lebensbausteine ins Meer geschwemmt. Hier hilft ein Mineralessig zu ersetzen, was Landnahrung nur noch begrenzt oder gar nicht mehr zu geben vermag.

Rohkost ist nicht immer gesund

Häufig wird die Rohkost wegen ihres hohen Gehaltes an Vitalstoffen als die einzig gesunde Nahrung angesehen. Dies gilt jedoch leider nur für diejenigen unter uns, deren Verdauungssystem rohe Nahrung vollständig aufzuschließen vermag. Stuhluntersuchungen bei Schulkindern belegen, daß wichtige Stoffe noch nicht durch die Darmwand aufgenommen werden, sondern den Körper nahezu unbearbeitet wieder verlassen.

Heilessig, ein Freund unserer Darmbakterien

Hier vermag uns der Heilessig in mehrfacher Hinsicht zu helfen: Er unterstützt die nahrungsaufschließenden Bakterien in unserem Darm, er tötet oder schwächt zumindest ungünstige Bakterien, und er nimmt durch seine Säurevoraufschließung den Darmbakterien einen Teil ihrer Arbeit ab.

Aufgefaltet würde bereits die Darmfläche eines dreijährigen Kindes so groß sein wie ein Tennisplatz. Durch seine Fältelung und die Darmzotten, die wie kleine Wurzeln in den Nahrungsbrei hineinragen, ist er für uns genau das gleiche wie der Wurzelstock für eine Pflanze. Vereinfacht gesehen, könnten wir uns diesbezüglich wie eine Pflanze betrachten, die ihren Nährboden in Form eines gefüllten Darmsacks mit sich herumträgt. Genauso wie eine Pflanze ohne Wurzeln nur wenige Tage zu überleben vermag, kann auch unser Körper ohne die ständige Nährstoffzufuhr aus dem Darm nur wenige Wochen überleben, ohne Flüssigkeit sogar nur wenige Tage.

Unser Darm, diese Quelle unseres Lebens, muß folglich immer alle lebenswichtigen Stoffe zugeführt bekommen. Fäulnis- und Gärungsbakterien oder gar Pilzstämme können den Darminhalt aber in eine übelriechende Jauche verwandeln, und wenn derartige Stoffe in die Blutbahn gelangen, brauchen wir uns nicht über eine Vielzahl von Krankheitszeichen zu wundern.

Darmreinigung, Schlüssel zu neuer Gesundheit

Die Praxis zeigt uns, daß alle Krankheiten durch eine entsprechende Darmreinigung günstig beeinflußt werden. In den meisten Fällen genügen allein einige Einläufe, um die Genesung einzuleiten.

Unser Darm ist beileibe nicht nur ein Organ, über das Stoffe aufgenommen werden. Besonders im Krankheitsfall ist er noch vor den Nieren, der Haut und der Atmung jener Ort, über den die abgetöteten Krankheitserreger und ihre Giftstoffe aus unserem Körper hinausgeführt werden. Deshalb kann der Heilungsprozeß jeder Erkrankung durch eine entsprechende Darmpflege oder -sanierung verbessert und beschleunigt werden.

Für viele Eltern ist ein Einlauf oder Klistier keine erfreuliche Vorstellung, da sie ihn bei sich selbst nicht oder nur im äußersten Notfall anwenden. Die Erfahrung hat jedoch gezeigt, daß Kinder, die von kleinauf daran gewöhnt sind und die folglich auch viele Male die sofortige, erleichternde Wirkung gespürt haben, entgegen aller Bedenken kein Problem damit haben. Mit Hilfe einer Darmreinigung kann auf jeden Fall der Einsatz weiterer Anwendungen, Tröpfchen und sonstiger Mittelchen meist eingespart werden, was viele Vorteile mit sich bringt.

Unterstützen Sie die Heilungsbemühungen des Körpers Ihres Kindes, indem Sie für regelmäßige Entsorgung der »Mülldepots« Darm, Niere, Haut und Lunge sorgen, nur so kann der Körper unbehindert an der Gesundung arbeiten! Da auch viele allergische Erkrankungen günstig auf die Darmpflege ansprechen, sollte grundsätzlich die erste Anwendung bei jeder sich anbahnenden kindlichen Erkrankung mit einem Einlauf oder Kleinklistier beginnen.

Die Obstessigallergie

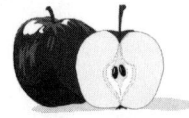

So vielfältig und manchmal sogar wunderbar die Wirkung von Apfelessig und die durch den Apfelessig aufgeschlossenen Kräuter auch sind, die Gefahr einer Allergie dürfen wir nicht außer acht lassen!

Aus der praktischen Erfahrung heraus gelten alle Obstessigsorten, dazu gehört nun einmal auch der Apfelessig, als starker Allergieauslöser (siehe auch das Buch »Nahrungsmittelallergie« von Dr. med. S. Flade). Um sicherzustellen, daß bei Ihrem Kind keine Apfelessigallergie vorliegt, sollten Sie vor Einsatz einer der Heilessigzubereitungen am besten die folgenden Allergietests machen. Sie können zwar die exakten klinischen Untersuchungen nicht ersetzen, zeigen jedoch bereits eine erstaunliche Genauigkeit, wenn es darum geht, die Reaktionsweise des Körpers abzuschätzen.

Die Körperreaktions-Testverfahren

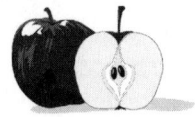

Das Erlernen der Testverfahren ist nicht schwierig, und Sie können dadurch sogar eine ganz neue Beziehung zu Ihrem Körper bekommen, denn diese Verfahren können Sie natürlich auch bei sich selbst anwenden. Die Möglichkeit, auf diesem Weg die Meinung Ihres Körpers oder die Ihres Kindes zu erfahren, ist bei weitem nicht auf die Anwendung des Apfelessigs beschränkt.

Am Ende der Testvorschläge finden Sie eine praktische Ergebnistabelle, die Ihnen hilft, Schritt für Schritt und in der richtigen Reihenfolge die Testungen durchzuführen und die Ergebnisse zu bewerten.

Der Pulstest

Den Pulstest verwenden wir als begleitenden Test anhand der Ergebnistabelle bei den nachfolgend beschriebenen Testverfahren. Er basiert auf der Tatsache, daß jeder Kontakt mit einem Stoff, der unserem Körper nicht gefällt, zu einer deutlichen Erhöhung des Pulsschlags führt.

Als Grundlage benötigen Sie den Normalpuls Ihres Kindes. Suchen Sie sich eine Pulstaststelle, zum Beispiel an der Schläfe, Halsschlagader oder am Handgelenk, und ermitteln Sie hier in unterschiedlichen, nicht anstrengenden Tagessituationen, den durchschnittlichen Puls. Diesen Wert sollten Sie sich merken oder in der Ergebnistabelle notieren. Er wird bei einem Kind erfahrungsgemäß bei 90 plus/minus 10 Schlägen pro Minute liegen.

Bevor Sie nun mit den nachstehenden Testverfahren beginnen, prüfen Sie den augenblicklich aktuellen Puls Ihres Kindes. Er müßte dem als Durchschnittswert ermittelten Puls relativ nahe liegen. Andernfalls ist die Ausgangssituation für den Pulstest nicht günstig. Entweder ist Ihr Kind momentan sehr erregt oder es hat gerade etwas gegessen, was sein Körper nicht mag. Eventuell stehen Sie beide auch im Bereich einer magnetischen oder elektrischen Störzone, etc., dann ist es besser, den Test später und an anderer Stelle zu machen.

Sollte während der weiteren nun aufgeführten Tests eine deutliche Pulserhöhung um ca. 15 Schläge auftreten, so weist dies bereits darauf hin, daß sich der Körper Ihres Kindes gegen den Teststoff wehrt.

Kinesiologischer Muskeltest

Aus der Vielzahl möglicher Muskeltestungen der Kinesiologie, einem paramedizinischen Untersuchungs- und Behandlungsverfahren, haben wir den einfachsten Test herausgegriffen. Die Muskeltests beruhen auf der wissenschaftlich anerkannten Tatsache, daß jeder Stressor, also auch Allergene, zumindest kurzzeitig die Kraft der Körpermuskulatur schwächen.

Bewährt hat sich die Methode, bei der die Kraft des seitlich ausgestreckten Armes des Kindes getestet wird. Dabei versuchen Sie, den seitlich ausgestreckten Arm Ihres Kindes gegen seinen Widerstand nach unten zu drücken. Hierbei handelt es sich natürlich um *kein* Kräftemessen im üblichen Sinn. Sie wollen sich als Tester lediglich einen Eindruck von der Kraft der besonders empfindlich reagierenden Schultermuskulatur machen. Dazu genügt ein leichtes Antippen auf dem Handrücken des ausgestreckten Armes Ihres Kindes. Sie merken sofort, ob der Arm nachgibt oder einen federnden Widerstand gibt.

Als nächstes geben Sie Ihrem Kind bitte etwas Zucker unter die Zunge. Wenn Ihr Kind mit dem Muskeltest gut testbar ist, dann werden Sie jetzt eine deutliche Schwächung der Armkraft feststellen und wissen nun, wie sich eine »negative« Testung anfühlt. Wenn Ihr Kind bereits etwas größer ist, kann man den Test auch mit Gedankenvorstellungen machen. Bitten sie Ihr Kind, sich das Schönste zu denken, was es kennt, und spüren dann den federnden Widerstand des Armes, der im Gegensatz zu der vorherigen Testung nicht sofort nach unten wegzudrücken ist. So fühlt sich die »positive« Testung an. Als Gegenprobe dient die Erinnerung an eine ängstigende oder unangenehme Situation, die deutlich muskelschwächend wirkt, der Arm also leicht nach unten weggedrückt werden kann.

Nun haben sich also Tester und Getesteter auf die Muskelkraft für eine Positivaussage und Negativaussage eingestellt. Jeder weiß, mit wieviel Muskelkraft der Körper jeweils reagiert.

Als einziger Test läßt der Muskeltest auch eine Positivbeurteilung zu. Nimmt die Armkraft zu, d. h., der Arm ist beim Herabdrücken besonders stabil, so können wir davon ausgehen, daß der getestete Stoff besonders günstig für den Körper ist. Diese Situation wird deshalb mit minus 5 Punkten berechnet, wie Sie es auch der Ergebnistabelle entnehmen können. Im günstigsten Fall ergibt sich dadurch ein Minuswert für die Allergiesituation, der anzeigt, daß eine Allergie unwahrscheinlich ist.

Bitte bedenken Sie bei der kinesiologischen Testung immer, daß es nicht das Ziel ist, den Arm unbedingt herunterzudrücken, sondern den Unterschied zwischen der Stärke- und Schwächereaktion der Muskulatur Ihres Kindes »ins Gefühl« zu bekommen. Professionelle Kinesiologen mögen mir diese sehr vereinfachte Darstellung des Tests verzeihen. Da aber die

Testergebnisse nur als eine von mehreren Aussagen gewertet werden, ist eine eventuelle Fehlbeurteilung durch den Tester nicht so gravierend. Wie die übrigen erwähnten Testverfahren ist aber auch der Armmuskeltest mit Unsicherheitsfaktoren behaftet. Setzen wir jedoch alle Tests in der hier aufgeführten Reihenfolge ein, so können wir aus der Summe der Ergebnisse ein sehr verläßliches Resultat erwarten.

Die Kontakttestverfahren

Der Lymphknotentest

Achselhöhlen, die Ellbeugen und der Leistenbereich sind mit relativ dünner Haut ausgekleidet und liegen zudem direkt über Lymphknoten. Die Lymphknoten beherbergen besonders viele Abwehrkörper, man könnte sie daher sozusagen als Polizeistationen unseres Körpers bezeichnen.

Reibt man an diesen Stellen einen Tropfen des Heilapfelessigs auf die Haut, so kann sich in kürzester Zeit eine allergische Rötung zeigen, eventuell bilden sich sogar Bläschen, und ein unangenehmer Juckreiz macht sich bemerkbar. Dies sind deutliche Hinweise auf eine allergische Reaktion. Am besten testen Sie Ihr Kind, indem Sie einen Tropfen Heilapfelessig in die linke Ellenbeuge einreiben. Wenn Sie auch nach ein paar Stunden noch keine Reaktion feststellen, können Sie dies als positives Zeichen werten.

Der Unterzungentest

Diese Methode führt man am besten morgens, bevor irgend etwas getrunken oder gegessen wurde, durch. Auch vorher nicht die Zähne putzen, denn Zahncreme ist häufig ein Allergen!

Benutzen Sie einen Kunststoffteelöffel, denn Metalle werden durch den Apfelessig angegriffen und neigen zur Oxidation. Kunststoffe werden zwar auch angegriffen, und durch den Kunststoffverschluß oder Dichtungsring im Deckel befinden sich unvermeidbarerweise immer minimalste Kunststoffmengen im Apfelessig. Die Wirkung auf Kunststoffe ist jedoch nicht so aggressiv wie auf Metalle.

Geben Sie nun mit dem Teelöffel eine kleine Menge Heilapfelessig unter die Zunge Ihres Kindes. Bei Unverträglichkeit werden Sie innerhalb weniger Minuten bereits typische Allergiesymptome bei Ihrem Kind feststellen wie Unruhe, Benommenheit, Müdigkeit, Schwindel, Kopfschmerzen, erweiterte oder verengte Pupillen und die Erhöhung der Pulsfrequenz.

Der Augentest

Diesen besonders empfindlichen Test sollten Sie nur dann machen, wenn sich bei den vorangegangenen Tests keine Negativreaktionen ergeben haben!

Der Testessig muß dazu zuvor durch einen Kaffeefilter abgeseiht und damit von Schwebstoffen befreit
werden!

Benetzen Sie einen Finger mit Heilessig und tupfen
Sie vorsichtig und bei geschlossenen Augen an die
Stelle des Tränendrüsenaustritts, nasenseitig am rechten oder linken Auge. Anschließend wischen Sie mit
einem weichen Papiertuch das noch immer geschlos-
sene Auge nach außen hin aus.

Tritt ein über Minuten andauerndes, unangenehmes
Brennen und Tränen der Augen auf, so ist der Apfelessig oder Heilkräuterapfelessig nur bedingt geeignet,
selbst wenn die anderen Tests keine Auffälligkeiten
zeigten. Es kommt häufig vor, daß in diesem Fall über
kurz oder lang eine allergische Reaktion auch an anderen Körperstellen auftreten kann, sich also eine
Allergie nachträglich entwickelt.

Wenn alle zuvor beschriebenen Tests eindeutig positiv verliefen, also kein erhöhter Puls, keine Muskel-
kraftschwächung, keine allergische Reaktion über den
Lymphknoten, unter der Zunge und am Auge stattge-
funden hat, dann können Sie den Apfelessig oder den
Heilkräuterapfelessig unbedenklich entsprechend den
Hinweisen bei den einzelnen Anwendungsgebieten
einsetzen. Andernfalls sollten Sie die gleiche »Test-
reihe« mit Kartoffelessig machen. Er löst weitaus sel-
tener Allergien aus und kann durch die Zugabe der
von uns vorgeschlagenen Zutaten ebenfalls sehr wirkungsvoll sein.

Ergebnistabelle
der Allergietests

Anhand der nachfolgenden Tabelle können Sie die Ergebnisse Ihrer Testungen bewerten, um eine eventuelle Allergiegefahr einschätzen zu können.

Wir beginnen mit dem Austesten des Apfelessigs, den wir als Basis für die Herstellung des Heilkräuteressigs benutzen. Wenn der angesetzte Heilkräuterapfelessig ausgereift ist, wird dieser ebenfalls getestet.

Es lohnt sich durchaus, bei negativem Ergebnis auch unterschiedliche Apfelessigsorten und Zutaten zu testen. Häufig findet sich auf diese Weise doch noch eine geeignete Apfelessigsorte und Kräutermischung.

Tabelle 1

Ergebnistabelle der Allergietests		
Test	Norm	Allergische Reaktion
1. Pulszählung	Individuellen Durchschnittswert als Kriterium für neutrale Ausgangslage messen. Andernfalls kein Test möglich! Durchschnittswert:	
2. Armtest	Kräftig federnder Widerstand	Kraftsteigerung = −5 Widerstandsverringerung = 3, Kraftlosigkeit = 5 Punkte:
3. Pulszählung	Individueller Durchschnittswert	Pulserhöhung bis 10 = 1, bis 20 = 3 Punkte:

4. Ellbeugentest	Keine Rötung oder Bläschenbildung	Rötung oder Bläschenbildung = 5 Punkte:
5. Pulszählung	Individueller Durchschnittswert	Pulserhöhung bis 10 = 1, bis 20 = 3 Punkte:
6. Unterzungentest	Unbeeinträchtigtes Wohlbefinden	Unwohlsein oder sonstige körperliche Reaktionen = 5 Punkte:
7. Pulszählung.	Individueller Durchschnittswert	Pulserhöhung bis 10 = 1, bis 20 = 3 Punkte:
8. Augentest Nur, wenn zuvor keine Negativreaktion!	Nach drei Minuten keinerlei Reaktion mehr spürbar	Anhaltende Rötung oder Juckreiz = 3 Punkte:
9. Pulszählung	Individueller Durchschnittswert	Pulserhöhung bis 10 = 1, bis 20 = 3 Punkte:
		Summe Punkte:
Testbeurteilung: Eine Allergie ist unwahrscheinlich, wenn keine Punkte vergeben werden konnten. Über 10 Punkte liegt vermutlich eine Allergie vor, es sollte dann keinesfalls mit diesem Essig therapiert werden!		

Bitte beachten:

Bei den zuvor aufgelisteten Testmethoden entnehmen Sie den Reaktionen des Körpers Ihres Kindes, ob der Apfelessig und seine Zutaten für Ihr Kind gefährlich, das heißt allergieauslösend sein können.
Verständlicherweise können Sie ein exaktes Ergebnis nur dann erwarten, wenn bereits einige Tage vorher

keine allergieauslösenden Stoffe gegessen oder eingenommen wurden.

Sollten irgendwelche Unsicherheiten bei dieser Testabfolge auftreten, so ist es dringend zu empfehlen, vor Gabe des Essigs einen Allergologen aufzusuchen. Es könnten auch bereits andere Allergien vorliegen. Gerade für Kinder ist es äußerst schwierig, ein eventuell bereits über Monate anhaltendes Unwohlsein, Konzentrationsschwächen oder ähnliches, bei sich selbst zu beobachten und mitzuteilen!

Diese Testverfahren können die weitaus exakteren klinischen Meßverfahren des Haus- oder Facharztes natürlich nicht ersetzen. Sie geben Ihnen jedoch am Wochenende, im Urlaub oder vor Ihrem Termin beim Arzt bereits eine Möglichkeit zu erkennen, ob ein Nahrungsmittel, ein Parfüm oder eine Creme für Ihr Kind gefährlich sein könnte.

Die Möglichkeiten der Essiganwendungen

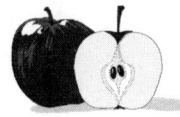

Treten bei Ihrem Kind gesundheitliche Störungen auf, so gibt es eine ganze Reihe naturheilkundlicher Möglichkeiten, eine Krankheit so zu therapieren, daß sie weder chronisch wird noch irgendwelche Folgeschäden hinterläßt. Dabei sollten Eltern einige Grundregeln beachten:

1. Grundregel:
Je zarter ein Kind ist, desto vorsichtiger und milder muß eine Behandlung sein, um entsprechend dem Arndt-Schult'schen-Gesetz die Reaktionsfähigkeit des kindlichen Körpers nicht durch Überforderung zu lähmen. Das Arndt-Schult'sche-Gesetz legt die Dosierungswerte entsprechend der körperlichen Reaktionsbereitschaft fest: Schwache Reize regen an, starke Reize hemmen, stärkste Reize lähmen.

Zwischen diesen Eckwerten muß die therapeutische Maßnahme angesiedelt werden. Je besser das Kind in seinen Reaktionen beobachtet wird, desto treffender kann die Reizintensität gestaltet werden.

2. Grundregel:
Niemals Fieber mit Warmanwendungen behandeln.

3. Grundregel:
Chronische Krankheiten oder Untertemperatur nicht mit Kälte behandeln.

4 Grundregel:
Unklare Bauchbeschwerden gehören immer zum Arzt und auf keinen Fall in ein warmes Bad. In diesem Fall ist auch die Wärmflasche tabu.

5. Grundregel:
Je gezielter ein Körperteil behandelt wird, desto erfolgreicher ist der Therapieerfolg, da der Körper seine freien Energien dort einsetzt, wo die Stimulation erfolgt ist.

Der Vorteil dieser Kleinanwendungen liegt in der guten Kreislaufverträglichkeit, auch deshalb können Sie mehrmals täglich angewendet werden. Zu den Kleinanwendungen zählen die kleinflächigen Eisabreibungen und Wärmepackungen sowie Gelenkwickel, die direkt über dem Schmerzbereich eingesetzt werden.

6. Grundregel:
Strenge Bettruhe nur, wenn es der Arzt ausdrücklich anordnet, eine Wirbelsäulenverletzung vorliegt oder eine schwere Herzbelastung als Komplikation oder

selbständige Krankheit auftritt, die durch Aufstehen tödlich enden könnte. Ansonsten vertrauen Sie dem Befinden Ihres Kindes und tolerieren Sie seinen Bewegungsdrang. Er ist ein guter Schutz für den Kreislauf.

7. Grundregel:
Wenn die Krankheit keine bestimmte Diät erfordert, passen Sie sich dem Appetit Ihres Kindes in Menge und Auswahl an. Es weiß meist selbst am besten, was jetzt gut für den eigenen Körper ist.

8. Grundregel:
Wenn vom Arzt nicht anders verordnet, achten Sie darauf, daß Ihr Kind möglichst viel trinkt, am besten klares Wasser, um Giftstoffe auszuscheiden. Die große Wassermenge ermöglicht einen weichen Stuhlgang und entlastet Niere und Blase.

9. Grundregel:
Achten Sie auf täglichen ausreichenden Stuhlgang und Urin. Kontrollieren Sie Farbe, Konsistenz, Geruch und Menge. Halten Sie beides für eine Laboruntersuchung bereit. Stellen Sie notfalls die Ernährung um.

10. Grundregel:
Keine Angst vor frischer Luft und der Zuwendung zum kranken Kind. In diesem gegenseitigen Vertrauen wird die Mutter oder der Vater zum Therapeuten, und Ihr Kind lernt, die Maßnahmen der Eltern

und des Arztes als gut und notwendig zu erkennen. Es spürt die Zuneigung und die Liebe, die sich vielleicht durch stundenlanges Geschichtenvorlesen oder durchwachte Nächte an seinem Bett zeigt. Ihr Kind lernt, diese Zuneigung und Liebe anzunehmen und zu erwidern.

Kinderkrankheiten sind nichts Negatives. Sie helfen dem Kind, sein Immunsystem zu entwickeln und zu stärken. Wie Sie dieses Bemühen sinnvoll unterstützen können, wird im folgenden Kapitel behandelt.

Sicher erkennen Sie es, wenn Ihr Kind anders ist als sonst. Alles, was Sie beobachten, sollten Sie sich merken, um es, falls es schlimmer wird, dem Arzt mitteilen zu können. Hilfreich sind dabei folgende Aussagen:

Ist Ihr Kind müde, blaß oder abgeschlagen? Legen Sie eine Puls- und Fieberkurve an und messen Sie regelmäßig Puls und Temperatur.

Liegt sie unter 36 °C, spricht man von Untertemperatur. Sie ist gefährlicher als Fieber und oft Vorbote von schweren Krankheiten. In diesem Fall darf milde Wärme vorsichtig dosiert nur zugeführt werden, wenn der Pulsschlag gleichmäßig und kräftig ist. Hält sich die Untertemperatur trotzdem, ist auf jeden Fall der Arzt zu rufen und seinen Anweisungen Folge zu leisten.

Haben Sie es mit erhöhter Temperatur (37,5 °– 38 °C) oder Fieber (über 38 °C) zu tun, stützen Sie den Kreislauf und lassen Sie das Fieber möglichst nicht über 39°–39,5 °C steigen. Die einfachste Kreislaufstützung ist, eine Wärmflasche mit kaltem Wasser in der Herzgegend auf den Brustkorb aufzulegen. Sie können auch die weiter hinten im Buch beschriebene Herzreibung anwenden, um den Kreislauf zu stützen.

Die Erfahrung zeigt meist, je lebhafter ein Kind ist, desto eher fiebert es sehr hoch, ohne daß dies eine größere Gefahr bedeutet. Hier genügt es, das Kind nur mit einem Leintuch zuzudecken, für frische Luft im Raum bei ca. 18°–20 °C Zimmertemperatur zu sorgen und kalte Wadenwickel zu machen.

Fiebernde Kinder müssen viel trinken, um den Flüssigkeitsverlust auszugleichen. Die dabei auftretende Appetitlosigkeit ist ein Schutz für den Organismus, der seine ganze Kraft benötigt, mit den Erregern fertigzuwerden und daher kaum Reserven für die Verdauungsarbeit übrig hat. Keine Sorge, ein gesund ernährtes Kind verhungert dabei nicht. Ist die Krankheit überwunden, kommt der Hunger von allein, und das Kind holt alles nach, was es durch das »Heilfasten« an Gewicht verloren hat.

Besonders aktive Kinder sind vor Verletzungen nicht sicher. Größere Wunden oder Brüche gehören in die Hand des Arztes. Kleinere Abschürfungen, Verbrennungen ersten Grades, Prellungen, Schnitte oder Stiche lassen sich leicht vor Vereiterung durch Apfelessiganwendungen, eventuell mit einigen Tropfen Teebaumöl vermischt, schützen. Die »Eroberung« der Umwelt ist für Kinder ein wichtiger Aspekt der kör-

perlichen und seelischen Entwicklung. Der dabei ent-
stehende Erfahrungsschatz weckt Interesse, Wissens-
durst und die Vorfreude auf die Schulzeit.

Kinder mit fehlender Umwelteroberung haben es
häufig vor allem in den ersten Schuljahren schwerer,
weil es ihnen an Erfahrungen mangelt, auf die sie das
im Unterricht Gelernte beziehen könnten. Der Kinderarzt spricht in diesem Fall von »sekundärer Lern-
behinderung«.

Bis zum Eintritt in den Kindergarten sollten alle
grobmotorischen Fähigkeiten sicher beherrscht werden, um dem Trubel in der Kindergruppe körperlich
gewachsen zu sein. Sämtliche Kinderkrankheiten, die
bis jetzt Ihr Kind verschont haben, kommen nun mit
Sicherheit. Mit den von uns vorgeschlagenen Essiganwendungen finden Sie für jede Krankheitssituation
eine Hilfe, um den »inneren Arzt«, also die Selbsthei-
lungskräfte, die jedes Lebewesen hat, zu stimulieren
und zu unterstützen. Was mit diesen Mitteln nicht zu
heilen ist, gehört aber immer in die Hand des Arztes!

Körperbürstung

Die Körperbürstung ist die mildeste trockene Anwendung, sie macht Ihr Kind wach und frisch. Sie führt zur
Anregung des Immunsystems und zur Hautreinigung
durch Abschilferung abgestorbener Hautzellen, ist
durchblutungsfördernd, regt den Hautstoffwechsel an,

beugt Zellulitis vor und verbessert die Wirkstoffaufnahme durch die Haut.

Die Körperbürstung wird mit Hilfe eines rauhen Kunstfaserhandschuhs oder eines Gerstenkornhandtuchs, die sich durch Waschen leicht reinigen lassen, ausgeführt. Am rechten Bein beginnen, dann linkes Bein, rechter Arm, linker Arm, Bauch, Rücken und Brust bürsten. Dabei immer zum Herzen hin streichen und danach den Körper mit der Essiglotion aus dem Rezeptteil einreiben.

Anwendungen mit Wasser

Bei allen Anwendungen mit kaltem Wasser muß immer darauf geachtet werden, daß der Körper, insbesondere die Füße des Kindes, warm sind, denn eine der wichtigsten Regeln Kneipp's heißt: *Nie kalt auf kalt!!!*

Sollte Ihr Kind also ausgekühlt sein oder kalte Füße haben, machen Sie vor der Anwendung ein warmes Fußbad (35°–38°C) oder setzen Sie es in ein warmes Teil- oder Vollbad, je nach Gesundheitszustand und Wunsch Ihres Kindes.

Abreibung
Die Abreibung ist die mildeste Anwendung von kaltem Wasser. Sie wird bei bettlägerigen und kreislaufinstabilen Kindern durchgeführt.

In einen Eimer mit 2 l kaltem Wasser geben Sie $\frac{1}{2}$ l Essig. Mit Eiswürfeln können Sie erforderlichenfalls die Temperatur zusätzlich senken. Tränken Sie nun ein rauhes Handtuch mit dem Wasser und wringen Sie es soweit aus, daß es gerade nicht mehr tropft.

Das nasse Tuch wird auf den von der Erkrankung betroffenen Körperteil gelegt bzw. um Arme und Beine gewickelt. Sie und Ihr Kind halten je ein Ende des Handtuchs fest. Reiben Sie jetzt so lange schnell und mit Druck mit der flachen Hand über das nasse Handtuch, bis es Ihr Kind als warm empfindet. Dann nehmen Sie das nasse Tuch ab und wiederholen das gleiche mit einem trockenen Tuch.

Durch das trockene Tuch wird der Körper natürlich nicht gefordert, sich selbst wieder aufzuwärmen. Eine Steigerungsmöglichkeit ist folglich das Weglassen der zweiten Anwendung, um vom Körper die Selbsterwärmung, unterstützt durch Bewegung im Bett oder festes Zudecken, zu fordern.

Nachfolgend finden Sie eine kurze Aufstellung, wo die Abreibung bei verschiedenen Krankheiten am wirkungsvollsten ist:

Bronchitis	= über dem Brustbein
Lungenentzündung,	
Blasenentzündung	= Rücken
Rippenfellentzündung	= seitlicher Brustkorb
Bettlägerigkeit	= Arme und Beine

Abwaschung

Die Abwaschung ist ein mildes Regulationstraining zu Abhärtung, Durchblutungsförderung, Hautstoffwechselanregung und Immunstimulation. Sie ist besonders geeignet bei Kreislaufstörungen und Atemwegsinfekten.

In einen Eimer mit 2 l kaltem Wasser geben Sie $^1/_2$ l Essig. Mit Eiswürfeln können Sie erforderlichenfalls die Temperatur zusätzlich senken.

Tauchen Sie jetzt zwei Handtücher in das kalte Wasser, nehmen Sie ein Handtuch heraus und wringen es leicht aus. Beginnen Sie mit der Abwaschung am rechten Bein, dann linkes Bein, rechter Arm, linker Arm, Bauch, Rücken und Brust.

Nach jedem Körperteil wird das Handtuch gewechselt. Ein Handtuch bleibt immer im Wasser, damit es auskühlen kann. So wird der ganze Körper abgewaschen.

Apfelessigwickel

Apfelessigwickel sind eine Hilfe bei örtlichen Durchblutungsstörungen, Entzündungen und Fieber. Im Brustraum wirken Sie zudem schleimlösend und hustenlindernd, im Bauchraum regen Sie die Funktion der Verdauungsdrüsen an und harmonisieren so die Verdauungsvorgänge.

Vorbereitung und Anlegen eines Wickels

Für einen Wickel benötigen Sie eine Decke als Unterlage, ein dünnes sowie ein dickeres Handtuch. Legen Sie die Tücher vorher probeweise bei Ihrem Kind an, damit Sie die richtige Größe auswählen können.

Ein fast schon zu kleines und daher eng anliegendes Kleidungsstück wie ein Unterhemd, T-Shirt, ein einzelner Ärmel oder ein Hosenbein sind ideal für den direkt am Körper anliegenden Feuchtteil. Diese Kleidungsstücke sollten jedoch nur aus ungefärbter Baumwolle oder Leinen bestehen und bereits häufig gewaschen sein, damit keinerlei chemische Restsubstanzen, die man gerne noch in der Kleidung findet, in die Haut Ihres Kindes gelangen. Sie sollten daher auch nicht mit Weichspüler oder mit einem Waschmittel mit Weichspüleffekt behandelt worden sein.

Bei wärmestauenden Anwendungen brauchen Sie noch eine weitere Decke oder ein Deckbett zum Zudecken.

Als Unterstes legen Sie jetzt die Decke, darauf ein trockenes Tuch. Für die innerste Lage tauchen Sie das dünne Tuch oder das Kleidungsstück in verdünntes Essigwasser (ein Teil Essig, zwei Teile Wasser) und wringen es gut aus. Legen Sie es faltenfrei auf die vorbereiteten Tücher und wickeln Sie es möglichst fest, aber nicht einschnürend, um die zu behandelnde Körperpartie. Wenn Sie ein Kleidungsstück verwenden, dann ziehen Sie es Ihrem Kind an, nachdem Sie es gut ausgewrungen haben, und wickeln Sie die zwei weiteren Tücher anschließend über das nasse Kleidungsstück.

Allgemein ist zu beachten, daß Wickel faltenfrei und ohne Luftzwischenraum angelegt werden und nicht verrutschen sollten. Wärmestauende und schweißtreibende Wickel müssen zusätzlich mit einer Decke in ihrer Wirkung unterstützt werden.

Tabelle 2

Wickelwirkungen				
Fieber, Entzündungen	Stoffwechsel-störungen	chronische Erkrankungen	Künstliches Fieber	Künstliches Fieber
Grippe, Bronchitis, Lungenentzündung	Organkrämpfe	Rheuma	Krankheiten mit Untertemperatur	Um nicht ausgeheilte Krankheiten zu reaktivieren
wärme-entziehend	wärme-stauend	wärme-stauend	schweiß-treibend	schweiß-treibend
kaltes Essigwasser 10°–20°C	kaltes Essigwasser 10°–20°C	warmes Essigwasser 38°–42°C	kaltes Essigwasser 10°–20°C	warmes Essigwasser 38°–42°C
bis 20 Minuten mit Apfelessig	bis 60 Minuten mit Apfelessig	60 Minuten mit Apfelessig	90 Minuten mit Apfelessig	90 Minuten mit Apfelessig

Nach fünf Minuten darf kein Kältegefühl mehr bestehen, und nach zwanzig Minuten muß ein Wärmegefühl eintreten. Andernfalls Wickel entfernen!

Wenn bei den folgenden Behandlungsvorschlägen wärmestauend, warm oder kalt angegeben ist, dann machen Sie dies von der augenblicklichen Temperatur der Haut im Anlegegebiet abhängig. Faustregel: Kalt auf warme Haut und warm auf kalte Haut.

In seltenen Fällen können Hautreizungen auftreten, dann erhöhen Sie bitte die Verdünnung des Apfelessigs oder steigen Sie auf Kartoffelessig um.

Halswickel mit Apfelessig und Zwiebeln
Dieser Wickel ist bei allen Hals- und Rachenentzündungen eine gute Heilungsunterstützung.

Zwiebeln werden im Mixer zu einem Brei zerkleinert. Geben Sie so viel Apfelessig zu, daß der Brei ausreichend fest bleibt, um ihn auf ein Tuch streichen zu können. Gegebenenfalls können Sie den Brei mit Kartoffelstärke andicken. Der Brei wird auf ein Tuch gegeben, das mit einem darüber gelegten Schal um den Hals gewickelt wird. Ist der Brei trocken, sollte er abgenommen werden.

Bis zu drei Anwendungen pro Tag sind möglich. Waschen Sie den Hals nach jeder Anwendung gründlich mit klarem Wasser ab, um eine Hautreizung auszuschließen.

Armwickel mit Apfelessig
Der Armwickel schließt möglichst die ganze Hand mit ein und geht bis hoch zur Achselhöhle.

Auch hier gilt das Mischungsverhältnis: ein Teil Apfelessig, zwei Teile Wasser.

In der anschließenden Tabelle finden Sie noch einmal die Anwendungen im Überblick.

Je nach Erkrankung sollten Sie den entsprechenden Armwickel einsetzen:

Kopfschmerzen	= wärmeentziehend, beide Arme
Sehnenscheidenentzündung, akut	= wärmeentziehend
Sehnenscheidenentzündung, chronisch	= wärmestauend warm
Lähmungen, schlaffe	= wärmestauend kalt
Lähmungen, spastische	= wärmestauend warm

Brustwickel mit Apfelessig

Der Brustwickel reicht bis zur unteren Rippe und sollte die Schultern bis zum Hals gänzlich mit einbeziehen. Wie im Abschnitt »Vorbereitung und Anlegen eines Wickels« erwähnt, können Sie statt einem Tuch auch ein abgeschnittenes Unterhemd oder dünnes T-Shirt als Feuchtteil benutzen.

Bei folgenden Erkrankungen verschafft der Brustwickel Linderung:

Asthma bronchiale (im anfallsfreien Stadium)	= wärmestauend warm
Bronchitis, akute	= wärmeentziehend
Bronchitis, chronische	= wärmestauend warm
Keuchhusten	= wärmestauend kalt oder warm
Rippenfellentzündung, akute	= wärmeentziehend
Rippenfellentzündung, chronische	= wärmestauend warm
Pneumonie (Lungenentzündung), akute	= wärmeentziehend
Pneumonie (Lungenentzündung), chronische	= wärmestauend kalt

Herzentzündung, akute	= wärmeentziehend
Herzentzündung, chronische	= wärmeentziehend (ca. 25 °C)
Luftröhrenentzündung akut und chronisch	= siehe Bronchitis

Rumpfwickel mit Apfelessig
Dieser Wickel beginnt unter der Achselhöhle und geht etwa $^1/_2$–1 Handbreit unter den Bauchnabel, er ist also eine Kombination aus Brustwickel und kleinem Lendenwickel. Der Rumpfwickel wird nur bei hoch fiebernden Kindern als wärmeentziehende Anwendung eingesetzt.

Kleiner Lendenwickel mit Apfelessig
Der kleine Lendenwickel wird vom unteren Brustkorbrand etwa $^1/_2$–1 Handbreit unter dem Bauchnabel angelegt, damit die Blasenregion nicht mit in die Behandlung eingeschlossen wird.
   Bei folgenden Erkrankungen verschafft der Wickel Linderung:

Leberentzündung, akute	= wärmeentziehend
Leberentzündung, chronische	= wärmestauend warm oder kalt
Nierenentzündung, akute	= wärmeentziehend
Nierenentzündung, chronische	= wärmestauend warm oder kalt
Magenkoliken	= wärmestauend warm

Großer Lendenwickel mit Apfelessig

Der große Lendenwickel hat sein oberes Ende, wie der kleine Lendenwickel, am unteren Brustkorbrand und schließt am oberen Drittel des Oberschenkels ab, so daß der ganze Bauch- und Unterleibsbereich therapiert werden kann. Bei diesem Wickel ist es ganz besonders wichtig, daß Ihr Kind keine kalten Füße hat (Wärmflasche).

Bei folgenden Erkrankungen verschafft der Wickel Linderung:

Magen- und Darmkoliken	= wärmestauend warm
Blähbauch	= wärmestauend warm oder kalt
Blasenentzündung, akute	= wärmestauend kalt
Blasenentzündung, chronische	= wärmestauend warm
Harnwegs- und Harnleiterentzündungen, akute	= wärmestauend kalt
Harnwegs- und Harnleiterentzündungen, chronische	= wärmestauend warm
Unterleibskrämpfe	= wärmestauend warm
Unterleibsentzündungen, akute	= wärmeentziehend, kalt
Unterleibsentzündungen, chronische	= wärmestauend warm oder kalt.

T-Wickel mit Apfelessig

Ein weiterer kalter Wickel ist der sogenannte T-Wickel. Er ist vor allem bei Kindern angezeigt, die zu Blasen- und Nierenbeckenentzündungen neigen.

Bereiten Sie einen normalen Lendenwickel vor und legen Sie zusätzlich ein leichtes Baumwolltuch im

Winkel von 90° auf den Wickel. Führen Sie den Wickel von der Lendenwirbelsäule zwischen den Beinen durch nach vorne bis zum Bauchnabel und schließen Sie ihn, so wie beim Brustwickel geschildert. Die innerste Lage und das zusätzliche Tuch sind normalerweise nur naß und ohne Zusätze. Je nach Krankheiten im Genitalbereich können ärztlich verordnete Zusätze zur Anwendung kommen. Sehr wirkungsvoll ist Kamillentee, wenn zum Beispiel ein Windelekzem vorliegt. Der T-Wickel kräftigt die Unterleibsorgane, regt die Immunabwehr an und hat sich bei Frauen sogar unterstützend bei Kinderwunsch bewährt.

Beinwickel mit Apfelessig
Dieser Wickel reicht vom oberen Drittel des Oberschenkels bis zu den Fußknöcheln. Behandeln Sie immer nur ein Bein, damit der Körper nicht überfordert wird.

Bei folgenden Erkrankungen verschafft der Wickel Linderung:

Venen- und Lymphentzündungen, akute	= wärmeentziehend
Venen- und Lymphentzündungen, chronische	= wärmestauend kalt
Venen- und Lymphstauungen	= wärmestauend kalt
Zellulitis	= wärmestauend kalt
Muskel- und Gelenkrheuma	= wärmestauend warm oder kalt
Hohes Fieber	= wärmeentziehend

Durchblutungsstörungen innerer Organe und Kopfschmerzen	= wärmeentziehend
Lähmungen, schlaffe	= wärmestauend kalt
Lähmungen, spastische	= wärmestauend warm

Wadenwickel mit Apfelessig

Wie der Name schon sagt, wird beim Wadenwickel die gesamte Wade behandelt. Wadenwickel sind die einzigen Wickel, die an beiden Beinen gleichzeitig durchgeführt werden können; im Gegensatz zum Arm- und Beinwickel, die immer nur an einer Extremität angewendet werden.

Voraussetzung ist jedoch, daß die Waden warm sind. Dies ist bei fiebernden Kindern nicht immer der Fall! Nehmen Sie, ebenso wie bei den anderen Wickeln, ein dünnes inneres Tuch, das Sie so weit mit Apfelessigwasser (Mischungsverhältnis 2 Teile Wasser und 1 Teil Apfelessig) anfeuchten, daß es gerade nicht tropft. Wickeln Sie es möglichst faltenfrei um die Waden.

Da es sich hier um einen wärmeentziehenden Wickel handelt, ist weiteres Abdecken nicht unbedingt erforderlich, ein zusätzliches Tuch schützt lediglich das Bett vor der Feuchtigkeit.

Die Temperatur des Wassers sollte ca. 10 °C unter der Körpertemperatur liegen, Hauptsache ist jedoch, daß sich Ihr Kind dabei wohl fühlt. Bei größeren Kindern können Sie auch einfach einen angefeuchteten Kniestrumpf verwenden.

> Achtung:
> Der Strumpf darf das Bein nicht unterhalb des Knies abdrücken!

Sobald der feuchte Umschlag durch die Körperwärme angewärmt wurde, wird er wieder in das kühle Wasser getaucht. Dies wiederholen Sie nur so lange, bis das Kind seine Körpertemperatur erträglicher empfindet oder die Wade nicht mehr in der Lage ist, den Wickel innerhalb von fünf Minuten leicht zu erwärmen.

Denken Sie immer daran: Je höher die Körpertemperatur ist, um so schwerer haben es die Krankheitserreger. Leider nimmt das Abwehrsystem keine Rücksicht auf Herz und Kreislauf, deshalb müssen wir zu diesem Trick greifen.

Die verwendeten Innentücher sollten Sie nach jedem Wickelgang gut auswaschen, denn in ihnen befinden sich über die Haut ausgeschiedene Giftstoffe.

Mit dieser Anwendung können Sie, ebenso wie mit dem Einlauf, eine Temperatursenkung von 1 °C erreichen.

> *Weitere Hilfe*
> Sinkt das Fieber bis $\frac{1}{2}$ Stunde nach Abschluß der Wickelbehandlung nicht, so muß ärztlicher Rat eingeholt werden. Die Behandlung kann erforderlichenfalls über mehrere Stunden, bis zum Eintreffen des Arztes, durchgeführt werden.

Das Rezept für einen fiebersenkenden Heilessig finden Sie im Abschnitt »Entgiftungskur« unter »Entgiftungsapfelessig, mild fiebersenkend«.

Bei folgenden Erkrankungen verschaffen diese Wickel Linderung:

Fieber	= wärmeentziehend
Venen- und Lymphentzündungen, akute	= wärmeentziehend
Venen- und Lymphentzündungen, chronische	= wärmestauend, kalt oder warm
Durchblutungsstörungen und Kopfschmerzen	= wärmeentziehend
Schlaflosigkeit	= wärmeentziehend

Gelenkwickel mit Apfelessig
Bei den Gelenkwickeln wird nur das betroffene Gelenk behandelt. Er wird bei Kindern mit Gelenkrheuma angewandt.

Im akuten Schub wird der Wickel wärmeentziehend, sonst wärmestauend warm oder kalt eingesetzt.

Fußpackung mit Apfelessig
Nehmen Sie für die Fußpackung am besten baumwollene, mit Essigwasser getränkte Socken, die Sie gut auswringen und dann anziehen. Darüber ziehen Sie noch ein oder zwei weitere Paar wollene Strümpfe. Fußpackungen legen Sie am besten wäh-

rend der Nacht an. Wenn sie nicht vorher lästig werden, bleiben sie bis zum nächsten Morgen an den Füßen.

Geben Sie auf 200 ml Wasser sechs Eßlöffel Essig.

Fußpackungen wirken über die Fußreflexzonen auf den ganzen Körper. Auch für die Augen können sie eine Hilfe sein.

Warme Auflage mit Apfelessig
Die warme Auflage eignet sich sehr gut für Schmerzen im Rückenbereich.

Für die warme Auflage tauchen Sie ein Handtuch in sehr warmes Wasser, das gerade noch angenehm für die Hände ist. Drücken Sie das Handtuch leicht aus und geben Sie dann drei Eßlöffel Apfelessig hinein. Kneten Sie das Handtuch kräftig durch, damit der Essig sich verteilt, anschließend wringen Sie es aus. Legen Sie das Handtuch nun auf die schmerzende Stelle. Über das Tuch legen Sie eine Wärmflasche; benutzen Sie kein Heizkissen, da die Gefahr eines elektrischen Schlages besteht! Decken Sie Ihr Kind anschließend gut zu.

Die feuchte Wärme ist die beste Form der Wärme. Wenn die Wärme nachläßt, folgt die Abwaschung mit einem kalten Waschlappen und vorsichtiges Bewegen. Wenn keine andere Möglichkeit besteht, können Sie das angefeuchtete Tuch auch mit dem Warmluftstrahl aus einem Fön anblasen, um die Wärme zu erhalten.

Feuchten Sie das Tuch wieder an, wenn es beginnt, trocken zu werden.

Ganzkörperwickel mit Apfelessig
(Spanischer Mantel)
Der Ganzkörperwickel wird in den Frühstadien akuter Infekte, zur Desensibilisierung bei Allergikern, bei Rheumatikern und zur Aktivierung alter Infektionskrankheiten angewandt.

Der sogenannte Spanische Mantel ist der einzige in diesem Buch beschriebene schweißtreibende Wickel; er wird kalt und nur bei schwachen Kindern warm angelegt.

Vor dem Anlegen des »Mantels« muß das Kind erst einmal warm (10–20 Minuten bei 35°–38°C,) baden. Geben Sie dem Badewasser 1 l Apfelessig zu. Anschließend wird das Kind ganz in ein kaltnasses Tuch eingewickelt und gut zugedeckt. Es kann auch naßkalte, enge lange Unterhosen und ein langärmeliges Unterhemd anziehen. Dabei bitte *keinen* Essig mehr zugeben.

Nun sollte es ca. 90–120 Minuten in dem Wickel ruhen.

Dieser Wickel ist nur für kreislaufstabile Kinder ohne Platzangst geeignet. Geschichtenhören und notfalls auch Fernsehen sind erlaubt, Ihr Kind sollte zum entspannten Sehen allerdings seinen Körper nicht bewegen oder den Kopf halten müssen.

Warme Wickel und Kompressen

> Warme Wickel und Kompressen sollten nur nach
> Rücksprache mit dem Arzt angelegt werden,
> da die wenigsten medizinischen Laien in der Lage
> sind, unklare Schmerzzustände eindeutig zu
> diagnostizieren.

Sie sind optimal bei allen Arten von Koliken, bei man-
chen entzündlichen Vorgängen können sie jedoch
auch schwere Schäden anrichten. Die Anwendung von
Senfmehl, die meist bei dieser Art von Wickeln und
Kompressen empfohlen wird, halten wir bei Kindern
wegen der Gefahr lästiger Hautreizungen nicht für an-
gebracht.

Bäder mit Apfelessig

Bürstenbad mit Apfelessig
Das Bürstenbad wird bei Nervosität, Unruhe, Durchblutungsstörungen der Haut und Zellulitis angewendet. Es ist nicht geeignet bei Kindern mit Hauterkrankungen und offenen Wunden!

Setzten Sie Ihr Kind in eine halbvolle Badewanne
mit ca. 35 °C warmen Wasser, dem Sie eine Flasche
Apfelessig zugegeben haben. Bürsten Sie zuerst die
Beine (herzfern beginnen, Strichrichtung zum Körper
hin), dann die Arme, den Rücken und zum Schluß den

Bauch und die Brust mit einer Körperbürste aus Kunststoff oder Naturhaaren sorgfältig ab.

Gießen Sie jetzt kaltes Wasser zu und senken Sie die Temperatur auf 31 °C ab. Nun wiederholen Sie die Bürstung wie vorher.

Nach Beendigung des Bades kommt das Kind in eine Ruhepackung bzw. für eine halbe Stunde ins Bett.

Rumpfreibebad mit Apfelessig

Das Rumpfreibebad mit Apfelessig ist ein ideales Mittel zu Organkräftigung, Abhärtung und Stimulation sämtlicher Lebenskräfte. Es ist dem Bürstenbad verwandt und unterscheidet sich vor allem durch die niedrigere Wassertemperatur von 12°–14°C.

Am besten eignet sich eine große Schüssel oder eine Sitzbadewanne, damit wirklich nur der Unterleib mit dem Wasser in Berührung kommt. Wenn Sie beides nicht besitzen, können Sie auch die Badewanne benutzen, die Sie allerdings nur bis etwa zur Hälfte mit Wasser füllen. Lassen Sie Ihr Kind nur in der Wanne sitzen und die Beine über den Wannenrand hinaushängen.

Achten Sie darauf, daß Oberkörper, Arme, Beine und Füße warm sind, der Raum muß gut geheizt sein.

Wickeln Sie eine Decke um die Beine und halten Sie den Oberkörper mit einem langärmeligen Pullover warm.

Durch die Zugabe von $^1/_2$–1 l Apfelessig, je nach Größe des Badegefäßes, erreichen Sie eine deutliche

Wirkungsverstärkung. Ersatzweise können Sie bei Obstessigallergie Kartoffelessig verwenden.

Fangen Sie mit wenigen Minuten an und steigern Sie langsam auf bis zu 15 Minuten.

Verwenden Sie statt einer Bürste möglichst ein grobes, zusammengelegtes Gerstenkorn- oder Jutehandtuch. Damit reiben Sie den gesamten Unterleib und die Hüfte ab.

Wassertreten in der Wanne

Wassertreten in der Wanne hat sich bei Durchblutungsstörungen in den Beinen und im Kopf, Bindegewebsschwäche, Infektanfälligkeit, Venenleiden, Bluthochdruck, Herzschwäche, Störung der Wärmeregulation und Einschlafstörungen bewährt.

Nicht alle Orte verfügen über eine Kneippanlage und damit über ein Tretbecken. Aber fast in jeder Wohnung ist ein Badezimmer mit einer Bade- oder Duschwanne vorhanden.

Lassen Sie in die Badewanne kaltes Wasser bis zur Mitte der Wade einlaufen, in die Duschwanne so hoch wie möglich. Die Raumtemperatur soll zwischen 22° und 25 °C liegen, damit der Wechsel zwischen dem kalten Wasser und der warmen Raumluft eine echte Gefäßgymnastik zuläßt. Ermuntern Sie Ihr Kind, Storch zu spielen und bei jedem Schritt die Beine so hoch wie möglich aus dem Wasser zu ziehen.

Um die Wirkung zu verstärken, geben Sie 500 g Salz und $^1/_2$ l Apfelessig zu (die Hälfte in der Duschwanne).

Dieses Wasser können mehrere Familienmitglieder bis zu dreimal am Tag benutzen.

Das Wassertreten ist beendet, wenn entweder ein Kälteschmerz oder ein Wärmeempfinden auftritt.

Um Unfälle zu vermeiden, halten Sie beim Wassertreten Ihr Kind gut fest und verwenden Sie eine rutschfeste Wanneneinlage.

> Wassertreten ist bei Blasen- und Nierenleiden verboten!

Teilbäder
Teilbäder werden je nach Krankheitsbild kalt, warm oder wechselwarm durchgeführt.

Kaltes Fußbad mit Apfelessig
Ein kaltes Fußbad ist angezeigt bei Bindegewebsschwäche, zur Erfrischung nach langem Gehen oder Stehen, zur Durchblutungsanregung und zur Regulierung des gesamten Wärmehaushalts. Wenn Ihr Kind zum Beispiel mit dem Fuß öfter umknickt, ergänzt es das Fußmuskeltraining.

Um von vornherein einen Gefäßkrampf durch den abrupten Übergang auf eine zu warme oder zu kalte Wassertemperatur zu vermeiden, führen Sie jedes Fußbad als ab- oder ansteigendes Fußbad durch.

Mit dem Handrücken kontrollieren Sie die Temperatur im Fuß- und Unterschenkelbereich. Das in die Fußwanne eingelassene Wasser sollte 1°–2°C kälter als die Zehen sein.

Um die gewünschte Temperatur zu erreichen, geben Sie kaltes Wasser oder Eiswürfel zu. Füllen Sie die Fußwanne oder den Eimer nur bis über die Knöchel.

Dauer des Fußbades: 20 Sekunden bis zur Wärmeempfindung.

Die Zugabe von 100 ml Apfelessig fördert die durchblutungsanregende Wirkung. Die zusätzlich schweißreduzierende Wirkung des Apfelessigs können Sie verstärken, wenn Sie zuvor 100 g Salbeitee in $^1/_2$ l Apfelessig und $^1/_2$ l Wasser aufkochen und 15 Minuten bei geschlossenem Deckel ziehen lassen. Davon geben Sie 100 ml (ca. $^1/_2$ Trinkglas) in ein Fußbad.

Warmes Fußbad mit Apfelessig
Ein warmes Fußbad ist angezeigt zur Aufwärmung nach Unterkühlung, zur Infektabwehr und bei chronisch kalten Füßen.

Vorsicht bei starker Bindegewebsschwäche:
Die Neigung zu späteren Krampfadern kann dadurch verstärkt werden.

Prüfen Sie zuerst wieder mit dem Handrücken die Hauttemperatur der Füße Ihres Kindes. Die Wassertemperatur sollte ca. 2°–3°C darüber liegen.

Zur Anregung der Durchblutung geben Sie ca. 100 ml Apfelessig zu.

Wenn die Haut die Wassertemperatur angenommen hat, erhöhen Sie die Temperatur um 2°C und warten Sie die Anpassung ab, um erneut um 2°C zu steigern. Sind 39°–40°C erreicht, bleiben die Füße noch weitere 5–8 Minuten im warmen Wasser.

Schließen Sie das Bad mit einer kalten Abgießung ab, damit sich die erweiterten Gefäße wieder zusammenziehen können.

Ansteigendes Wechselfußbad mit Apfelessig
Ebenfalls angezeigt zur Aufwärmung nach Unterkühlung, zur Infektabwehr und bei chronisch kalten Füßen. Es verhindert jedoch durch das langsame Ansteigen der Temperatur eine Überforderung des Kreislaufs und beugt einem eventuell dadurch entstehenden Gefäßkrampf vor. Deshalb ist dies besonders bei kleineren Kindern geeignet.

Ein ansteigendes Wechselfußbad beginnt immer in der warmen Fußwanne bei einer Wassertemperatur 1°–2°C über der Hautwärme. Während der ersten Badezeit von 5 Minuten gießen Sie laufend heißes Wasser zu. Dann folgen 10 Sekunden Eintauchen in die bereitstehende Fußwanne mit kaltem Wasser. Danach geht es wieder 5 Minuten weiter in der warmen

Fußwanne usw., bis die Zieltemperatur von 40°–42 °C bzw. die Grenze der für Ihr Kind erträglichen Temperatur erreicht ist.

Geben Sie dem warmen Wasser bis zu $^1/_2$ l Apfelessig zu.

Während sich die Beine von dem »Schock« im warmen Wasser erholen, wird die Temperatur des kalten Wassers durch frisches Wasser oder Eiswürfel abgekühlt. Natürlich nur so weit, daß keine Krämpfe auftreten!

Das Bad wird mit 10 Sekunden Kaltanwendung abgeschlossen.

Das Wasser abstreifen, die Füße nicht abtrocknen und anschließend intensiv bewegen. Lassen Sie dazu Ihr Kind zum Beispiel gehen, auf der Stelle treten oder Treppen steigen.

Kaltes Armtauchbad mit Apfelessig
Es ist angezeigt bei Müdigkeit, auch Schulmüdigkeit, Erschöpfung, Benommenheit, funktionellen Herzbeschwerden und bei zu hohem oder zu niedrigem Blutdruck. Es wirkt erfrischend, regt körperlich und geistig an.

Füllen Sie das Waschbecken mit kaltem Wasser und 100 ml Apfelessig.

Beide Arme in das Waschbecken bis zur Mitte des Oberarms eintauchen, Verweildauer 10–20 Sekunden. Wasser abstreifen, nicht abtrocknen und intensiv bewegen.

Kalte Hände vorher erwärmen.

Sie können dieses Bad mehrmals verwenden, wenn Sie Eiswürfel vor der nächsten Anwendung hineingeben.

> Achtung: Das kalte Armtauchbad ist nicht geeignet bei organischen Herzbeschwerden!

Warmes Armbad mit Apfelessig

Es löst und entspannt die Organe im Brustraum und hilft bei chronisch kalten Händen.

Benutzen Sie eine Armwanne oder eine große Schüssel, die auf den Tisch gestellt wird und die von der Höhe her dem Kind angepaßt ist. Ansonsten gehen Sie genauso vor wie beim warmen Fußbad.

Badezeit: Bis zu 20 Minuten.

> Achtung: Das warme Armbad ist nicht geeignet bei Herzkrankheiten!

Ansteigendes Armbad mit Apfelessig

Löst und entspannt ebenfalls die Organe im Brustraum und hilft bei chronisch kalten Händen. Es verhindert jedoch durch das langsame Ansteigen der Temperatur eine Überforderung des Kreislaufs und beugt einem eventuell dadurch entstehenden Gefäßkrampf vor. Deshalb ist das ansteigende Armbad besonders für kleinere Kinder geeignet.

Es ist eine Notfallmaßnahme bei einem Asthma-anfall.

Benutzen Sie wieder eine Armwanne oder eine große Schüssel. Den Tisch mit der Armwanne stellen Sie vor ein offenes Fenster, vermeiden Sie jedoch Zugluft. Diese Maßnahme erleichtert das Luftholen (psychische Wirkung).

Packen Sie Ihr Kind warm ein.

Treiben Sie die Wassertemperatur, nach Zugabe von 100 ml Apfelessig, so hoch, daß es zum Schweiß-ausbruch kommt.

Halten Sie auf jeden Fall eine mit Eiswasser gefüllte Wärmflasche bereit, um notfalls die Herzgegend zu kühlen, falls dies erforderlich werden sollte.

Mit Beginn des Schweißausbruchs löst sich die Ver-krampfung der Bronchien und Bronchiolen. Wenn Sie dem Apfelessig zuvor 10 Tropfen Thymianöl beige-ben, können Sie die schweißtreibende und krampflö-sende Wirkung des Bades beschleunigen, um den An-fall so schnell wie möglich zu stoppen. Dieses Teilbad ersetzt jedoch nur in beschränktem Maße die Notfall-medikamente, die stets verfügbar sein sollten.

> Achtung: Diese Notfallmaßnahme greift nur beim spastischen und psychogenen Asthma, aber nicht beim allergischen Asthma!
> Lassen Sie Ihr Kind nicht alleine und reden Sie ihm beruhigend zu. Aufkommende Angst verschlimmert einen Anfall nur noch mehr.

Ansteigendes Wechselarmbad mit Apfelessig
Das ansteigende Wechselarmbad wird genauso durchgeführt wie das ansteigende Wechselfußbad, lediglich wieder in der Armwanne auf dem Tisch.

Vollbäder

Kühles bis kaltes Vollbad mit Apfelessig
Ein Ganzkörperbad macht gesunden Kindern besonders Spaß. Es erfrischt, kräftigt den Kreislauf, härtet ab und läßt im Freien (See, Fluß, Freibad) viel Bewegung zu. An besonders heißen Tagen kann zu Hause ein kühles Essig/Pfefferminzbad genommen werden, dessen Kühlung lange nachwirkt.

Geben Sie in $^1/_4$ l Apfelessig 5–10 Tropfen Pfefferminzöl und verrühren Sie es, bevor Sie die Mischung vor dem Wasser in die Wanne geben. Das Wasser mit dem Brausestrahl, der auf den Essig gerichtet ist, einlassen.

> **Achtung: Vorsicht bei Allergien.**

Warmes Vollbad mit Apfelessig
Das warme Vollbad führt zu einer Erhöhung der Körpertemperatur (künstliches Fieber) und ist angezeigt, wenn bei Infektionen normale Temperatur oder gar Untertemperatur vorliegt. Dies deutet auf eine generelle Abwehrschwäche des kindlichen Körpers hin. Bei ständig fröstelnden Kindern (immer kalte Hände und Füße)

hilft es, den Kreislauf zu trainieren. Dies gilt besonders in Verbindung mit der abschließenden Kaltanwendung; durch den Wechsel von warm auf kalt werden die Gefäße trainiert und die Durchblutung verbessert.

Bei allen Vollbädern belastet der Wasserdruck Herz und Kreislauf. Deshalb ist es besser, Kinder schon in die Wanne steigen zu lassen, wenn noch nicht so viel Wasser eingelaufen ist, daß es den Körper bedeckt. So kann das Wasser langsam steigen und Druck und Temperatur werden leichter verkraftet.

Die Badezeit beträgt 20 Minuten bei einer Badetemperatur von 36°–38 °C.

Die Beigabe von 1 kg Salz und $^1/_2$ l Essig erhöht die Wirkung des Bades.

Damit die Wirkung der Bäder voll zum Tragen kommt und das Bad zu keiner Gefahr für das Kind wird, beachten Sie bitte folgende Punkte:

Die Wassertemperatur sollte bei Säuglingen und Kleinkindern 36 °C nicht überschreiten.

Den Badezusatz erst ins Wasser geben, wenn die Badetemperatur erreicht ist.

Kleine und kranke Kinder auf keinen Fall im Wasser alleine lassen.

Badedauer dem Befinden des Kindes anpassen. Die zeitliche Obergrenze liegt bei maximal 20 Minuten. Dies ist ohnehin die Dauer, in der der Körper die meisten Wirkstoffe aus dem Bad aufgenommen hat.

Bei herzkranken Kindern darf die Badetemperatur nur zwischen 28° und maximal 33 °C liegen. Außerdem darf die Wasserhöhe nur bis zum Bauchnabel gehen. Reicht das Wasser höher, besteht die Gefahr, daß der Wasserdruck vom Kreislauf nicht verkraftet wird.

Als besonders nützlich haben sich noch folgende Regeln erwiesen, die sowohl für Kinder als auch für Erwachsene gelten:

Vor jedem Bad, das nicht der Reinigung dient, führen Sie eine Ganzkörpertrockenbürstung durch, damit abgestorbene Hautteilchen entfernt werden, die Haut gründlich durchblutet wird und sie somit die Wirkstoffe aus dem Apfelessig besser aufnehmen, aber auch leichter Giftstoffe ausscheiden kann.

Nach einem medizinischen Bad führen Sie im Krankheitsfall nicht die sonst übliche kalte Dusche durch, sondern duschen lediglich leicht kühl ab.

Medizinische Bäder, deren Temperaturen über der Körpertemperatur liegen, dienen der Aktivierung des Immunsystems und sind bei ständig kränkelnden Kindern, die nie oder nur selten fiebern, angezeigt. Solche Bäder sollten nur auf ärztliche Anweisung und unter fachlicher Kontrolle durchgeführt werden. Diese thermischen Anwendungen erzeugen künstliches Fieber, das die Viren schwächt und abtötet. Eine ähnliche Wirkung hat die Eisabreibung.

> Achtung: Ein absolutes Badeverbot gilt für Kinder und Erwachsene mit unklaren Bauchbeschwerden. Es besteht die Gefahr, daß es durch die Wärme zu einem Magen- oder Darmdurchbruch kommt.

Weitere Anwendungen

Eisabreibung mit Apfelessig

Chronische, therapieresistente Krankheiten werden durch die bei der Eisbehandlung entstehenden Streßhormone in das akute Stadium zurückgeführt. Das Immunsystem wird geweckt, merkt, daß etwas nicht stimmt, und geht zum Angriff über.

Bereiten Sie im Eiswürfelfach Eiswürfel aus Apfelessig und Wasser im Verhältnis 1:1.

Geben Sie die Eiswürfel in einen bequem zu haltenden Stoffbeutel (z.B. Einkaufstasche, großer Waschhandschuh). Sobald der Beutel durch das tauende Eis feucht zu werden beginnt, tupfen Sie damit den ausgewählten Körperabschnitt immer wieder ab. Legen Sie ein Badetuch unter, damit die Unterlage nicht feucht wird.

Wichtig ist darauf zu achten, daß bei der Eisbehandlung kein Frieren oder Frösteln auftritt! Der momentan behandelte Bereich wird als kalt empfunden, der übrige Körper und die zuvor behandelte Stelle muß, durch die intensivere Durchblutung, vom Kind als warm empfunden werden. Die Hautpartie selbst ist leicht gerötet und fühlt sich kühl an.

Gegenüber der Verwendung trockener, vorgefertigter Eisbeutel und Packungen hat diese feuchte Kälte eine besonders intensive Wirkung. Die erwünschte reaktive Erwärmung tritt schneller und kräftiger ein. Dazu trägt auch die gefäßerweiternde Wirkung des Apfelessigs mit bei.

Kalte Waschungen mit Apfelessigwasser

Fiebernden Kindern ist eine Eisbehandlung nicht zuzumuten. Wesentlich entlastender sind häufige kalte Waschungen mit Essigwasser. Es erfrischt, wirkt leicht desinfizierend und wird vom Kreislauf besser verkraftet.

Für Waschungen benötigen Sie kaltes Wasser und einen Waschlappen. Noch besser ist es, ein grobes, nicht zu kleines Leinentuch in das Wasser-Heilessig-Gemisch zu tauchen. Nehmen Sie dazu 2 EL Apfelessig pro 1 l Wasser. Eine derartige Verdünnung wird auch noch auf Schleimhäuten toleriert, falls sie aus Versehen einmal beispielsweise in die Augen kommt.

Am wirkungsvollsten ist die Ganzkörperwaschung. Tauchen Sie das Tuch dazu in das Essigwasser ein und waschen Sie systematisch alle Körperbereiche. Tauchen Sie das Tuch zwischendurch immer wieder einmal in das kühle Heilessigwasser ein.

Herzreibung mit Apfelessig

Die Herzreibung wird mit der nassen, kalten Hand kreisförmig im Herzsegment durchgeführt. Mischen Sie dazu Apfelessig und Wasser im Verhältnis 1:1. Je langsamer die Reibung durchgeführt wird, desto eher beruhigen sich Atmung und Herzschlag. Das Fieber reduziert sich auf eine therapeutisch sinnvolle Temperatur.

Die nachfolgenden Tabellen geben Ihnen noch einmal einen Überblick über die Wirkungen der Kalt- und Warmanwendungen:

Tabelle 3

Die Wirkung von Kaltanwendungen auf den Körper	
Reiz	Körperantwort
Essigsäure	Verstärkung des Kältereizes chemischer Reiz zur Anbahnung der Gefäßerweiterung
Kalte Anwendung	Verengung der Gefäße
Andauern des Kaltreizes	Erweiterung der Gefäße
Fortdauer des Kaltreizes	Vermehrte Durchblutung = Wärmeabgabe nach außen
Ende des Kaltreizes	Reaktionsfähigkeit der Gefäße ist verbessert = aktives Gefäßtraining

Tabelle 4

Die Wirkung von Warmanwendungen auf den Körper	
Reiz	Körperantwort
Essigsäure	Kühlwirkung läßt höhere Temperaturen leichter ertragen. Chemischer Reiz zur Anbahnung der Gefäßerweiterung
Warme Anwendung	kurzfristige Verengung der Gefäße
Andauern des Warmreizes	Erweiterung der Gefäße
Fortdauer des Warmreizes	Vermehrte Durchblutung = Wärmestau
Ende des Warmreizes	anhaltender Wärmestau = künstliches Fieber passive Gefäßreaktion

Wirkungsverstärkende Wickelzusätze

Sie können bei jedem der im Buch vorgeschlagenen Wickel eingesetzt werden. Bei größeren Wickeln braucht nicht der ganze Wickel, sondern nur ein Teilbereich mit der Masse bestrichen bzw. getränkt zu werden. So können eventuell gereizte Hautbereiche umgangen oder ein kleinerer Schmerzbereich gezielt behandelt werden.

Quark

Quark unter Zugabe von Apfelessig cremig rühren, leicht anwärmen, auf das feuchte Wickeltuch streichen.

Sole

Geben Sie in eine physiologische Kochsalzlösung (9 g Salz in 1 l Wasser auflösen) 0,1 l Apfelessig.

Die Wirkungen dieser Zusätze sind kühlend, durchblutungsfördernd, entzündungshemmend, fiebersenkend, und sie entlasten Herz und Kreislauf. Es kommt zu gesteigertem Appetit und einer Atemvertiefung, der Herzschlag normalisiert sich.

Essig und Zwiebel

> Die durch den Apfelessig verstärkte Zwiebel ist ein
> Zusatz, der zwar sehr wirkungsvoll ist, jedoch erst
> bei älteren Kindern angewendet werden kann, die auf
> die scharfen Zwiebeldämpfe weniger empfindlich
> reagieren.

Zwiebeln im Mixer zu einem feinen Brei zerkleinern. Je nach Menge einen oder mehrere Teelöffel Apfelessig untermixen. Mit Kartoffelstärke können Sie einen zu dünn gewordenen Brei andicken, was besonders dann erforderlich ist, wenn eine Hautreizung auftritt. Bei Reizungen der Haut sollten Sie den Brei generell mit Wasser verdünnen.

Bei besonders schweren entzündlichen Erkrankungen können Sie Knoblauch fein gepreßt oder 1–2 Tropfen Teebaumöl zusetzen.

Kartoffelbrei

Kartoffelbrei kann so warm wie erträglich oder kalt aufgelegt werden.

Die gekochten Kartoffeln werden mit der Schale zerdrückt. Die Zugabe von 1–2 TL Apfelessig verbessert die Ausscheidung giftiger Stoffwechselprozesse über die Haut. Um auszuschließen, daß Sie den Brei zu heiß anlegen, sollten Sie zur Probe Ihren Ellbogen hineindrücken. Durch die Mischung mit dem Apfelessig ist er auch als kühlender Wickel bei akuten Entzündungen besonders empfehlenswert.

Einläufe und Klistiere

Einläufe gehören mit zu den wichtigsten Anwendungen der Naturheilkunde. Die Wirkstoffe des Heilessigs gelangen auf diesem Weg in die Blutbahn, jedoch ohne der aggressiven Belastung durch die Verdauungssäfte aus Magen und Zwölffingerdarm ausgesetzt zu sein.

Die meisten Krankheiten gehen mit einer Veränderung in der Bakterienbesiedelung des Darmes einher. Für viele Erkrankungen wird die Ursache heute in Fehlreaktionen des Darmabwehrsystems gesehen. Daher ist die günstige direkte Einwirkung des Heilessigs auf die Darmbakterien sicher mit ein entscheidender Schlüssel zum Verständnis der überzeugenden Wirkungen von Heilessigeinläufen.

Die mit dem Einlauf eingeleitete Darmreinigung wirkt sich zwar direkt nur im Dickdarm aus, klinische Untersuchungen belegen jedoch, daß auch der Dünndarm in seiner Funktion angeregt wird.

In seiner Funktion als Ausscheidungsorgan ist es für den Darm besonders wichtig, daß er die Krankheitsgifte aus der Blutbahn abgeben kann. Verstopfung und Ablagerungen an den Darmwänden werden sonst zu Giftstoffdepots, welche die Selbstheilungsbemühungen des Körpers lähmen.

Jeder zur innerlichen Einnahme bestimmte Heilessig ist auch in der Verdünnung von bis zu 5 Eßlöffeln pro Liter Wasser oder Kamillentee für Einläufe geeignet.

Führen Sie keine zu großen Mengen auf einmal ein, damit der Heilessig möglichst lange seine günstige Wirkung im Darm entfalten kann und zunehmend seinen Weg in höhere Abschnitte des Dickdarms findet. Erst zum Schluß sollten Sie mit Hilfe einer größeren Menge eine Entleerung anstreben.

Am einfachsten ist es, das Kind in die angenehm warme Badewanne zu legen, so kann es sich zwischen den Einläufen bequem in der Wanne entspannen. Der Einlauf kann bis zu $\frac{1}{2}$ Stunde in Anspruch nehmen und sollte am besten vor dem Schlafengehen stattfinden. Mit Sicherheit werden Sie bereits am kommenden Morgen eine deutliche Besserung feststellen, was wir in der Praxis bei fast jeder akuten Erkrankung erreichen konnten.

Über den Zeitraum einer Woche können Sie täglich einen Einlauf machen. Danach sollten Sie, durch entsprechende Nahrungszusammenstellung mit ausreichendem Faseranteil, einen regelmäßigen Stuhlgang anstreben. Aus den bei uns durchgeführten Stuhluntersuchungen wissen wir, daß Kinder mit täglich ein- bis zweimal breiförmigem, nur leicht geformtem Stuhl, die gesündeste Darmflora haben. Das Absetzen des

Stuhls muß ohne jegliche Anstrengung vonstatten gehen.

Verstopfung beginnt unserer Ansicht nach schon, wenn ein Tag kein Stuhlgang stattfand. Bereits dann tauchen schon vermehrt ausscheidungspflichtige Stoffe im Blut und folglich auch im Harn, im Schweiß und in der Atemluft auf! Bei chronischen Erkrankungen muß die Darmpflege und der vermutlich erforderliche Aufbau der Darmflora (Symbioselenkung) von einem entsprechend geschulten Arzt oder Heilpraktiker eingeleitet und überwacht werden.

Der Klysomat aus der Apotheke oder aus dem Sanitätsfachhandel oder ein Irrigator sind die geeignetsten Geräte für einen Einlauf.

Das normale Klistier
Es wird in den Darm gebracht, verbleibt dort eine Weile und wird nach kurzer Zeit wieder ausgeschieden.

Das Bleibeklistier
Hierbei werden kleinere Mengen verabreicht, die im Darm verbleiben und vermehrt vom Körper aufgenommen werden. Diese Methode eignet sich hervorragend als Alternative zur Apfelessigeinnahme.

Das Bleibeklistier hat zum Ziel, daß das eingeführte Essigwasser vom Organismus vollständig aufgesogen wird und sich dadurch seine Wirkung im gesamten Körper einstellt. Bleibeklistiere sind unterstützende Maßnahmen oder Ersatz für eine Injektionstherapie und zum Auffüllen des Flüssigkeitsverlustes bei Fieber oder Durchfall.

Die Menge sollte beim Kleinkind bis zu drei Jahren nicht mehr als 1–3 ml betragen. Bei Kindern bis etwa acht Jahren liegt die Obergrenze bei 10 ml. Jugendliche und Erwachsene vertragen 100 ml. Zur Durchführung benötigen Sie lediglich ein Einlaufbällchen aus der Apotheke.

Zur Durchführung des Einlaufs besorgen Sie sich einen Irrigator oder Klysomat aus einem medizinischen Fachgeschäft oder der Apotheke. Hängen Sie den Irrigator auf, legen Sie das Kind auf die linke Seite und lassen Sie die Menge nicht auf einmal hineinlaufen, sondern in kleinen Portionen.

Würden Sie die Gesamtmenge auf einmal einlaufen lassen, käme es zu einer übergroßen Wandspannung des Darmes. Diese Wandspannung löst einen Stuhlreiz aus, der sehr schnell zu einer Darmentleerung führt. Wenn Sie kleine Portionen einlaufen lassen, hat die eingelaufene Menge die Möglichkeit, sich im Darm zu verteilen, ohne eine stuhlgangfördernde Wandspannung auszulösen.

Massieren Sie während des Einlaufs die Bauchdecke mit kreisenden Handbewegungen um den Bauchnabel im Uhrzeigersinn.

Beim normalen Klistier werden zwischen 20 ml und

25 ml bei Babys und 100 ml bis zu 500 ml bei Kindern der Tee/Essiglösung verabreicht.

Die einlaufende Lösung sollte körperwarm sein. Dadurch wird die Durchblutung der Darmschleimhaut gefördert.

Motivieren Sie Ihr Kind, die Flüssigkeit so lange wie möglich im Darm festzuhalten. Erst wenn es nicht mehr zu halten ist, sollte Ihr Kind zur Toilette oder Sie schieben eine Bettpfanne unter.

Der Apfelessig regt die Ausscheidung an und zieht Gifte aus dem Körper. Reflektorisch werden die Bauchorgane stimuliert und geben Enzyme und Säfte ab. Die Klistierlösung desinfiziert den Darm, sie sorgt für eine positive Regulierung der normalen Keimbesiedelung und hilft, krankmachende Keime abzutöten. Eine Pilztherapie wird auf diese Weise positiv unterstützt.

Hilfe können Sie auch bei Blähungen, entzündlichen Veränderungen im Dickdarmgebiet wie Kolitis, Divertikulose und Verstopfung erwarten. Der Einlauf hat sich ebenfalls bewährt als unterstützende Behandlung von Leber-, Bauchspeicheldrüse-, Galle- und Magenerkrankungen und zur Einleitung von Entgiftungsmaßnahmen. Ebenso ist er zur Aktivierung der Ausscheidung über den Darm, zur Unterstützung bei Hauterkrankungen und bei chronischen Atemwegserkrankungen, bei Pilzbelastungen des Darmes, Schwindel, Kopfschmerzen ohne klinischen Befund, Migräne, Gallenwegserkrankungen angezeigt. Er eignet sich auch zur Unterstützung bei allen Allergien, weil hierbei immer der Darm mitbelastet ist.

Das Bleibeklistier entfaltet verstärkt seine Wirkung über den Verdauungstrakt hinaus und eignet sich als Zusatztherapie bei allen allergischen Zuständen, chronischen Entzündungen, Schmerzzuständen, Spasmen im gesamten Körper und Hauterkrankungen. Auch ist es sinnvoll als Aufbaubehandlung bei neurovegetativen Störungen und bei Schlafstörungen. Es stimuliert das körpereigene Abwehrsystem bei Kindern und ist empfehlenswert bei chronischer Infektanfälligkeit und Entwicklungsstörungen.

Vorsicht ist geboten bei Darmfisteln, akuten, eitrigen, blutigen Darmentzündungen, wie Colitis Ulcerosa und Morbus Crohn. In diesen Fällen muß die Klistieranwendung unbedingt mit einem Arzt oder Heilpraktiker abgeklärt werden. Die Bleibeklistierbehandlung wird in diesen Fällen meist besser vertragen.

Den eventuellen gleichzeitigen Einsatz von Darmbakterienkulturen und Mitteln gegen eine Pilzbesiedelung sollten Sie mit Ihrem Arzt oder Heilpraktiker besprechen.

Der große Einlauf wird immer mit dem Irrigator durchgeführt. Bei Fieber dient er zur Fiebersenkung. Bei schwerer Erkrankung mit schlechtem Allgemeinzustand kann eine Schadstoffausleitung und, je nach Zusatz, eine Ernährungsunterstützung gegeben werden. Dies ist angezeigt, wenn das Kind weder essen noch trinken will und Sie Ihrem Kind weder Magensonde noch eine Infusionstherapie zumuten wollen.

Einlaufessig
Ein bewährter Einlaufessig enthält 50 g frische Knoblauchzehen, 10 g Fenchelpulver, 10 g Bockshornkleesamen-Pulver, 10 g Kamille, 5 g Löwenzahntee und 5 g Enzianwurzel-Pulver.

Alles in 1 l Wasser geben, dem Sie bereits 5 EL Apfelessig zugegeben haben. Aufkochen und 15 Minuten mit geschlossenem Deckel ziehen lassen. Durch einen Kaffeefilter oder ein in ein Sieb gelegtes stabiles Küchentuch abseihen.

Inhalieren und Gurgeln

Kopfdampf und Inhalation mit Apfelessig
Der Kopfdampf ist das Mittel der Wahl bei allen chronischen Prozessen in den Stirnhöhlen, dem Rachen, dem Kehlkopf und der Luftröhre.

Stellen Sie dazu einen Topf mit heißem Wasser auf einen Tisch. Geben Sie den Apfelessig eßlöffelweise zu und achten Sie darauf, daß die Essigmenge nicht die Haut und die Schleimhäute reizt. Nehmen Sie ein ausreichend großes Gefäß, damit Sie bei Überdosierung noch etwas heißes Wasser zur Abschwächung zugeben können.

Setzen Sie Ihr Kind so an den Tisch, daß es den Kopf über den Dampf hält, um ihn einzuatmen. Mit einem Tuch über dem Topf und dem Kopf wird das schnelle Auskühlen verhindert.

Dauer: Bis die Mischung soweit abgekühlt ist, daß sie nicht mehr dampft.

> Vorsicht, Gefahr der Verbrühung! Deshalb nicht für Kleinkinder geeignet!

Die Kaltdampfinhalation

Kaltdampfinhalatoren beziehungsweise Ultraschall-vernebler bieten den Vorteil, die heilenden Wirk-stoffe des Apfelessigs nicht durch Hitze zerstören zu müssen. Der Micro-Inhalator der Firma Allpharm (Langgasse 63, D-64409 Messel, Tel. 06159/5217, auch über die Apotheke zu beziehen) hat sich in unserer Praxis hervorragend bewährt.

Der von Ihnen bereits durch einen Kaffeefilter fil-trierte Heilessig wird bei diesem Gerät nochmals durch ein spezielles Filterstäbchen von allen Stoffen befreit, die nicht in die Lunge gelangen sollten.

Dem kleinen Behälter des Micro-Inhalators sollten Sie, neben destilliertem oder abgekochtem Wasser, lediglich 1 Tropfen Ihres Heilessigs zugeben. Weitere Hinweise finden Sie bei den entsprechenden Krankheitsbildern. Sicherer dosieren können Sie, wenn Sie einem Wasserglas mit 200 ml 1 TL Apfelessig zugeben. Von dem Empfinden während und nach der Inhalation hängt es ab, ob Sie eventuell die Tropfenzahl steigern, meist ist dies jedoch nicht erforderlich. Bei kleineren Kindern ist es unumgänglich, die Konzentration des Inhalats erst an sich selbst auszuprobieren!

Bei der sehr wirkungsvollen Kaltdampfinhalation gibt es einiges zu beachten:

Wenn eine allergische Bereitschaft gegenüber Apfelessig vorliegt, was leider nicht allzu selten ist, dann tritt sie am schnellsten bei der Inhalation auf! Die Mikroinhalation ist wegen der extrem feinen Tröpfchen nicht nur bedeutend wirkungsvoller, sondern auch stärker allergisierend.

Auf jeden Fall sollten Sie vorher den vorgeschlagenen Allergietest durchführen.

Eine zusätzliche Möglichkeit ist es, durch ein essiggetränktes Tuch zu atmen. Dabei können Sie auch die Reaktion auf unterschiedliche Verdünnungen beobachten.

Wirklich lebensbedrohliche allergische Reaktionen mit Erstickungsgefahr sind jedoch bisher nur bei Menschen aufgetreten, die zuvor bereits deutliche Reaktionen hatten, z. B. Atembeschwerden, Hustenreiz, Schwindel, Übelkeit, und dann trotzdem mit der Inhalation weitermachten. In solchen Fällen ist es ein Gebot der Vernunft, auf ein anderes Naturheilmittel zurückzugreifen.

Als kleine Praxis haben wir nicht die Möglichkeit, alle in Frage kommenden Geräte und Essigsorten zu testen. Wenn wir einmal etwas gefunden haben, was unseren Erwartungen entspricht, dann empfehlen wir es, um sicherzugehen, daß unsere kleinen und großen Patienten mit Sicherheit die gleichen Erfolge haben wie wir. Wir bitten deshalb an dieser Stelle andere Hersteller um Verständnis!

Zumindest für Inhalation und innere Einnahme ist die Qualität des Apfelessigs und die der vorgeschlagenen ätherischen Öle von entscheidender Bedeutung. Hin und wieder müssen wir leider bei einigen Obstessigsorten einen klebstoffähnlichen Geruch feststellen. Dabei handelt es sich um Gärnebenstoffe, die entstehen, wenn Essig gepanscht wird. Oft sind diese Stoffe stark leberschädigend.

Bei den von uns vorgeschlagenen Herstellern können Sie sicher sein, ein für den medizinischen Einsatz geeignetes Produkt zu erhalten. Vermutlich bei vielen anderen auch, doch wie gesagt, wir können nicht alle Sorten ausreichend testen. Bitte erkundigen Sie sich bei den im Anhang genannten Firmen auch erforderlichenfalls nach dem kaum Allergien auslösenden Kartoffelessig, der zur Zeit in Deutschland nur sehr schwierig zu bekommen ist. Leider sind die medizinischen Erfolge mit dem Kartoffelessig nicht ganz so gut wie mit dem Apfelessig, er bietet jedoch eine gute Alternative, wenn Allergiegefahr droht.

Generell sollten Sie jedoch bei Inhalationen immer

größte Vorsicht walten lassen. Selbst gegen die mildesten Heilkräuter kommen allergische Reaktionen vor. Dann ist es am besten, sofort den Hausarzt aufzusuchen und lieber das Problem über regelmäßige Einnahme des Heilessigs in Form von Heilessig-Packungen und Bädern anzugehen. Natürlich neben dem täglichen Essigtrunk!

Gurgellösung und Mundspülung
Geben Sie 1 TL verdünnten Heilessig in 100 ml abgekühlten Salbeitee. Bringen Sie Ihr Kind langsam dazu, die Gurgellösung immer länger im Mund zu behalten, bis etwa 2 Minuten erreicht sind. Die Lösung mit kauenden Bewegungen im Mund hin und her bewegen und erst vor dem Ausspucken gurgeln.

Nach dem ersten Gurgelabschnitt sollte Ihr Kind die Gurgelflüssigkeit hinunterschlucken, denn sie hat Schadstoffe aus dem Körper gezogen, die den Immunzellen des Darmes wichtige Informationen geben und sie somit aktivieren. Krankheiten im Hals und Rachenraum klingen dadurch schneller ab.

Apfelessigdrinks,
die Kindern schmecken

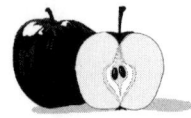

Diese Apfelessigdrinks sind besonders gut geeignet, um unsere Heilapfelessige zu »verstecken« und sie auch Kindern schmackhaft zu machen. Rühren Sie den Apfelessig einfach unter. Ein bis zwei Teelöffel, je nachdem, was Ihr Kind geschmacklich tolerieren kann.

Fruchtsaftmixgetränke

100 ml Apfelsaft, 100 ml Kirschsaft, 1 EL Apfelessig

100 ml Maracujasaft, 100 ml Mangosaft, 1 EL Apfelessig

200 ml Bananennektar, 1 EL Apfelessig

200 ml Birnensaft, 1 EL Apfelessig

200 ml Apfelsaft, 1–2 TL Apfelessig, je nach Säure des Apfelsaftes

200 ml Ananassaft, 2 TL Apfelessig

200 ml Schwarzer Johannisbeersaft, 2 TL Apfelessig

200 ml Roter Traubensaft, 2 TL Apfelessig

Für besonders »hartnäckige« Kinder eignet sich am
besten die folgende Mischung, die wir bereits bei
Durchfallerkrankungen eingesetzt haben. Dies sollte
allerdings möglichst nur in der Anfangs- bzw. Gewöh-
nungszeit praktiziert werden, denn Coca-Cola sollte,
allein schon wegen seines hohen Phosphor- und
Zuckergehaltes, nur ein gelegentliches Genußmittel
sein!

200 ml Coca-Cola, 2–3 TL Apfelessig

Wenn Ihre Kinder gerne Gemüsesäfte trinken, sind
die folgenden beiden Rezepte eine ideale Möglichkeit,
den Essig unterzubringen.

Gemüsesaftmixgetränke

$^1/_4$ l Gemüsesaft aus Tomaten, Sellerie, Karotten, Spi-
nat, Kopfsalat, Rote Bete, Zwiebeln und Petersilie
(gibt es von verschiedenen Firmen als Fertigprodukt),
1 EL Apfelessig

$^1/_4$ l Karottensaft, 3 EL Sahne, 1 EL Apfelessig

200 ml Tomatensaft, 1–2 TL Apfelessig

Natürlich sind frisch gepreßte Säfte deutlich besser und gesünder als gekaufte. Jedoch auch schonend zubereitete, gekaufte Säfte (z. B. Biotta-Säfte) können unseren Körper noch mit Mineralien, Vitaminen und Spurenelementen versorgen. Durch den Apfelessig wird der enzymarme Saft wieder aufgewertet.

Auch in Joghurt läßt sich ein Apfelessig oder Kräuterapfelessig gut »verstecken«. Probieren Sie einfach aus, ob er in dieser Form Ihrem Kind vielleicht besser schmeckt.

Heilessig, der wirkungs-
verstärkte Apfelessig

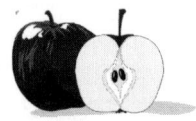

Immunkraft und Vitalität durch Apfelessig
Apfelessig läßt sich in vielen Situationen zum Vorteil
unserer Kinder einsetzen. Wir wollen Sie jedoch in
diesem Buch nicht mit einer endlosen Auflistung von
Krankheitsnamen und dem anschließenden Vermerk
»Lassen Sie Apfelessig einnehmen oder tropfen Sie
etwas Apfelessig darauf« langweilen. Sie werden als
Eltern sehr schnell selbst wissen, wo und wie der Einsatz von Essig bei Ihrem Kind am sinnvollsten ist. Uns
geht es in diesem Buch aber auch darum, einen wich-
tigen Beitrag der leider fast in Vergessenheit gerate-
nen Heilmethoden orientalischer Ärzte wieder in Erinnerung zu bringen, die mit Apfel- und Heilessigen
hervorragende Ergebnisse bei der Behandlung vieler
Krankheiten erzielen konnten.

Im ersten Teil dieses Buches haben Sie alles Wichtige über die Anwendungsmöglichkeiten erfahren,
und der Gebrauch von reinem Apfelessig ist für Sie
kein Geheimnis mehr. Auch das dreimal tägliche Glas
mit 1–2 TL Apfelessig und 1 TL Honig haben Sie vielleicht bereits seit einiger Zeit bei Ihrem Kind ange-

wandt. Wenn noch nicht jener positive gesundheitliche Schub eingetreten ist, den Sie sich gewünscht haben, oder wenn Sie eine noch bessere Wirkung erzielen wollen, dann wenden Sie doch die folgenden Heilkräuter- und Mineralessigzubereitungen an. Sie werden feststellen, daß Apfelessig in dieser ergänzten Form noch mehr zu bewirken vermag.

Wir wollen Ihnen aufzeigen, wie der Apfelessig in Verbindung mit einigen wenigen Kräutern und ätherischen Ölen zur universellen Hausapotheke wird. Wenn Sie dann in einem Jahr all jene Mittelchen aus Ihrer Hausapotheke entfernen, die Sie seit Ihrer Bekanntschaft mit dem Heilessig nicht mehr benötigt haben, werden Sie überrascht sein, wie wertvoll und einfach zugleich diese segensreiche Gabe der Natur für uns alle ist.

Sie können Ihrem Kind unbesorgt ab dem Zeitpunkt das regelmäßige Apfelessiggetränk geben, ab dem es unverdünnte Fruchtsäfte ohne Probleme verträgt, denn dann ist sein Verdauungssystem auch in der Lage, die Essigsäuren zu verwerten.

Nachfolgend nun einige Rezepte und Tips, wie Sie aus Ihrem Apfelessig einen wertvollen Heilessig herstellen können. Die Angabe »eine Flasche Apfelessig« bezieht sich immer auf die Menge von $^3/_4$ l bis 1 l Apfelessig. Verwenden Sie nur naturreine Apfelessige, die Sie in guter Qualität in jedem Reformhaus oder Naturkostladen kaufen können.

Zur Herstellung eines Heilkräuter-Apfelessigs gehen Sie bitte wie folgt vor:

Geben Sie in einen Mixer die in den Rezepten vorgeschlagene Menge an Kräutern und Zutaten. Normalerweise sind es ca. 60 g trockene Kräuter, 120 g Trockenfrüchte oder 250 g Fruchttrester. Als Trester bezeichnet man die Feststoffe, die beim Entsaften übrig bleiben.

Mehr hilft nicht mehr! Die Rezepte sind erprobt und haben sich teilweise schon über 300 Jahre bewährt.

Nachdem die Zutaten im Mixer zerkleinert wurden, füllen Sie mit einem Teil Apfelessig aus einer neuen, bisher ungeöffneten Flasche auf. 3–5 Minuten mixen, bis ein möglichst feiner Brei entstanden ist.

Das Mixgut je nach Flaschengröße in eine oder zwei weithalsige Flaschen, z. B. Fruchtsaftflaschen, geben und mit dem Restessig auffüllen. Eine weithalsige Flasche ist deshalb zu empfehlen, da dann der Heilessig mit dem Löffel entnommen und dosiert werden kann.

Flasche gut verschließen und möglichst drei Wochen an einem dunklen Ort bei ca. 18 °–22 °C stehen lassen. Dafür können Sie beispielsweise einen geschlossenen Karton in der Küche nutzen. In der Speisekammer oder im Kühlschrank ist es für die im Essigmix ablaufenden chemischen Prozesse zu kalt.

Kräuter- und Fruchttrester filtrieren Sie nur für äußere Anwendungen durch einen Kaffeefilter oder durch ein in ein Sieb gelegtes Tuch ab. Die Frucht- bzw. Kräuterbestandteile sollten möglichst mit eingenommen werden, um die Wirkung zu verstärken und die wertvollen Pflanzenbestandteile zu nutzen. Schütteln Sie deshalb vor Entnahme die Flasche gut durch! Wenn es Ihrem Kind allerdings anfangs gar nicht schmecken will, dann filtrieren Sie so lange, bis es sich an den neuen Geschmack gewöhnt hat.

Einen Erkältungs- oder Hustenessig bereiten viele Eltern rechtzeitig vor Beginn der Erkältungszeit vor. Muß es bei akuten Erkrankungen schnell gehen, so ersetzen Sie den dreiwöchigen Reifevorgang durch Aufkochen der vorgeschlagenen Zutaten in einer Mischung aus $1/2$ l Apfelessig und $1/2$ l Wasser, die Sie anschließend 15 Minuten bei geschlossenem Deckel ziehen lassen. Natürlich werden durch dieses Vorgehen viele Wirkstoffe des Essigs zerstört, trotzdem werden damit noch gute Ergebnisse erzielt.

Gesundheits-Apfelessig für Kinder
Neben den durch die Zugabe von Kräutern und ätherischen Ölen wirkungsverstärkten Heilessigzubereitungen, hat natürlich auch der Apfelessig alleine oder mit Zugabe von Honig eine günstige Wirkung auf die Entwicklung Ihres Kindes.

Vom Apfelessig zum Superapfelessig
Der Gedanke für den »Superapfelessig« kam uns, wie bereits in unserem Buch »Schlank und schön mit Apfelessig« (erschienen im Heyne Verlag) beschrieben, als wir die Analysen des Apfelessigs genau an-

schauten und entdeckten, daß durch den Entstehungs-
weg des Apfelessigs nicht nur eine Reihe wertvoller
neuer Stoffe entstehen, sondern auch einige günstige
Stoffe aus dem Apfel verlorengehen. Daran scheint
vor allem die alkoholische Gärung beim Apfelwein,
aus dem dann mit Hilfe der Essigmutter der Essig entsteht, schuld zu sein. Deshalb entwickelten und er-
probten wir den sogenannten Superapfelessig, indem
wir dem Apfelessig in Form frischen Apfeltresters wieder die Vitalstoffe des frischen Apfels zuführten. Die
beobachteten besseren Wirkungen gaben uns recht.

Superapfelessig

Reiben Sie Äpfel mit der Schale und drücken Sie den
Brei in einem Tuch kräftig aus oder entsaften Sie einige Äpfel, bis Sie ca. 200 g Trester übrigbehalten.
Bitte verwenden Sie keinen Dampfentsafter, damit die
wertvollen Bestandteile des frischen Apfels nicht verlorengehen.

Geben Sie nun in eine weithalsige 0,7–1-l-Flasche
den Trester, füllen Sie mit frischem Apfelessig auf und
lassen Sie das Ganze zwei bis drei Wochen in der ver-
schlossenen Flasche reifen. Die ideale Lagertempera-
tur liegt zwischen 18° und 23 °C. Die Flasche sollte
während dieser Zeit im Dunkeln stehen (z. B. in einem
Karton) oder aus dunklem Glas sein.

Frühestens nach zwei Wochen haben Sie eine Art
Apfelessigbrei mit einem dem normalen Apfelessig

deutlich überlegenen Vitamin, Mineral-, Spurenelement- und Enzymgehalt.

Mineral-Apfelessig

Sie können in der Mischung mit Apfelessig unterschiedlichste Mineralpräparate zugleich körper- und kindgerecht aufschließen. Es empfiehlt sich, keine Einzelmineralien, sondern möglichst Mineralmischungen mit vielen unterschiedlichen Mineralien zu nehmen, denn sie unterstützen sich gegenseitig in ihrer Wirkung.

In unserer Praxis haben sich die folgenden Mischungen bewährt:

50 g Kieselerdepulver
(aus Reformhaus oder Naturkostladen)
50 g Schindeles Mineralien
(A-3122 Gansbach-Kicking)
50 g Grüne Tonerde
(Jean Huntziger, PF 2037, 79576 Weil am Rhein)

Rühren Sie die Zutaten mit einer Flasche Apfelessig in einem Glasgefäß an. Nachdem es ausgeschäumt hat, füllen Sie den Mineralessig in eine ausreichend große Flasche. Es muß noch Platz in der Flasche bleiben, da sie täglich gründlich geschüttelt werden muß. Verschließen Sie die Flasche erst dann, wenn die Mischung aufgehört hat zu schäumen.

Nach drei Wochen hat der Apfelessig sein Werk

vollbracht und die Mineralien in einen leicht verwertbaren Zustand übergeführt. Nun schütten Sie den Mineralessig, nachdem Sie ihn kräftig geschüttelt haben, mit Hilfe eines Trichters, in den Sie einen Kaffeefilter legen, in eine frische Flasche um. Was nicht durch den Kaffeefilter geht, ist nicht zur Einnahme bestimmt, aber zum Beispiel als Zusatz für ihr Blumengießwasser geeignet.

Diesen Mineral-Apfelessig geben Sie nun dreimal täglich an Stelle des normalen Apfelessigs Ihrem Kind. Die positive Wirkung dieses Essigs erkennen Sie unter anderem am zunehmenden Haar- und Fingernagelwuchs; bis jedoch die günstige Veränderung in einer Knochendichtemessung zu sehen ist, vergeht ca. ein Jahr.

In mehrjährigen Beobachtungen haben wir besonders eindrucksvolle Ergebnisse mit Mineral-Hefeessig erzielt. Eine nachweisbare Zunahme der Widerstandskraft gegenüber Infektionen und eine Zunahme der schulischen Leistungsfähigkeit wurde in mehreren Testreihen beobachtet.

Kräuterhefe-Apfelessig und Mineral-Kräuterhefe-Apfelessig (nach Dr. med. Krahb)
Füllen Sie in ein Trinkglas 1–2 TL Apfelessig, Superapfelessig, Mineral-Apfelessig oder einen der Kräuteressige, den Sie für die Behandlung einer bestimmten Krankheit hergestellt haben. Dazu geben Sie

einen Teelöffel PK-Strath-Kräuterhefe aus der Apotheke oder dem Reformhaus.

Rühren Sie mehrmals um und füllen Sie nach fünf bis zehn Minuten das Glas mit einem der von uns in den vorangegangenen Rezepten vorgeschlagenen Säfte auf.

Dieses Getränk sollte möglichst vor den drei Hauptmahlzeiten eingenommen werden. Bis eine meßbare Wirkung eintritt, vergehen ca. drei Wochen. Es kann ohne Bedenken eine lebenslange Nahrungsergänzung sein.

Dazu aber noch ein kleiner Tip:

Wird das Getränk vor dem Essen getrunken, so wirkt es appetitmindernd. Wird es während des Essens eingenommen, so regt es den Appetit an.

Die Menge des Saftes und des Essigs sollten Sie vom Geschmack und den Trinkgewohnheiten Ihres Kindes abhängig machen. Das Hefepräparat ergänzt auf natürliche Weise genau jene Vitamine, die im Apfelessig nur in geringen Dosen vorkommen. Der Apfelessig wiederum trägt, neben seinem eigenen Gehalt an wertvollen Vitaminen, Mineralien, Spurenelementen und Enzymen, dazu bei, daß die Hefe und die Mineralien in eine besonders gut für den kindlichen Körper verwertbare Form aufgeschlossen werden.

Übrigens tut diese Form der Heilessiganwendung Erwachsenen ebenso gut. Bei einigen der von uns betreuten Familien, in denen nur die Kinder den »Superhefeapfelessig«, wie unsere kleinen Patienten ihn gerne nennen, einnahmen, blieben im Winter nur die Kinder von der Grippe verschont.

Apfelessig gezielt einsetzen

Bei Erkrankungen aller Art entstehen meist zwei generelle Probleme: Abgeschlagenheit und Abwehrschwäche. Hier finden Sie ein paar praktische Tips zur Abwehrkraftsteigerung.

Den meisten Kinder- und Infektionskrankheiten geht eine Periode der Abgeschlagenheit, Verstimmung und des körperlichen Unwohlseins voraus. Diese Zeichen sind der Ausdruck intensiven Ringens des kindlichen Abwehrsystems. In dieser Phase entscheidet es sich, ob die Krankheit zum Ausbruch kommt oder nicht. Reichen Erfahrung und Kraft des kindlichen Abwehrsystems aus, so kommt es nicht zum Ausbruch der Erkrankung. Andernfalls durchläuft das kindliche Abwehrsystem eine wichtige Schulungsphase, die entscheidend zur späteren Stabilität (Immunität) des Kindes gegenüber den alltäglichen Belastungen mit Krankheitserregern beiträgt. Die Überwindung von Infektionskrankheiten ohne die Hilfe von antibiotischen Medikamenten macht folglich gesünder und widerstandsfähiger.

Die Bereitschaft Ihres Haus- oder Kinderarztes, der bei kindlichen Infektionserkrankungen immer zu Rate gezogen werden sollte, dem Einsatz biologischer Methoden bei der Behandlung Ihres Kindes zuzustimmen, hängt nicht nur von der Schwere der Erkrankung, sondern auch von der zu erwartenden Mitarbeitsbereitschaft seitens der Eltern ab.

Wenn es für Sie als Eltern möglich ist, sich die Zeit für die oft zeitaufwendigeren natürlichen Behandlungen zu nehmen, so kann der Einsatz der Körper und Psyche entlastenden biologischen Methoden verantwortet werden und wird sicher die Zustimmung jedes naturheilkundlich orientierten Arztes finden.

Die Aktivität des kindlichen Abwehrsystems erkennen Sie an der Höhe des Fiebers. Je nach Krankheit treten auch Appetitmangel, Schnupfen, Husten, Hautausschläge, Juckreiz, Entzündungen im Mund- und Rachenraum, Drüsenschwellungen am Hals, Augenentzündungen und Durchfall oder Verstopfung auf.

Alle im vorangegangenen Praxisteil geschilderten Kaltanwendungen wirken immunstimulierend. Je nach Allgemeinsituation und der Bereitschaft Ihres Kindes, sich derartigen Behandlungen zu unterziehen, beginnen Sie z. B. mit der mildesten Anwendung, der Körperbürstung. Es kann dann die Abreibung, die Abwaschung, das Rumpfreibebad und das kühle bis kalte Vollbad folgen. Es ist von Vorteil, wenn Sie jeden zweiten oder zumindest jeden dritten Tag dazu Zeit finden. Eine tägliche Behandlung bringt natürlich die schnellsten Fortschritte. Das Wassertreten in der Wanne sollte, wenn es möglich ist, zu einer täglichen Gewohnheit werden.

Die Praxis
der Heilessiganwendungen
von A bis Z

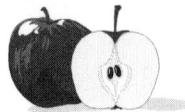

Verwenden Sie zur Herstellung der Heilessige das gleiche Verfahren wie für den »Superapfelessig«, vorausgesetzt, es ist im Rezept nichts anderes angegeben.

Für die innerliche Anwendung belassen Sie die Heilkräuter in dem Essig, bei der äußerlichen Anwendung seihen Sie ihn vor Einsatz durch einen Kaffeefilter oder ein in ein Sieb gelegtes Tuch ab.

Wenn sich innerhalb von drei Monaten einer Behandlung mit Heilkräuteressig keine deutliche Linderung zeigt, brechen Sie diese Behandlung ab und gehen zur täglichen Einnahme des Kräuterhefe-Apfelessigs mit Mineralzusatz über! Dieser kann sogar auf Lebenszeit eingenommen werden und schafft auf jeden Fall eine günstige Wirkgrundlage für jede andere Therapie, da er den Körper mit allen notwendigen Vitalstoffen versorgt.

Die Einnahme beträgt, wenn nicht anders beschrieben, maximal 3 EL täglich und erfolgt nicht länger als 3 Monate. Dosieren Sie bei langfristiger Einnahme lieber etwas niedriger (3 x täglich 1 TL), um einer geschmacklichen Ablehnung durch Ihr Kind vorzubeugen. Mischen Sie den Heilessig mit den im Buch unter Apfelessigdrinks genannten Säften, damit er Ihrem Kind besser schmeckt.

Abszesse

Der Abszeß ist eine bakterielle Hautentzündung mit Eiterbildung. Um die Entleerung des Abszesses zu fördern, kochen Sie in einer Mischung aus gleichen Teilen Apfelessig und Wasser zermahlenen Bockshornkleesamen auf, so daß sich ein fester Brei ergibt. Von dem Brei wickeln Sie ca. 3 EL voll in eine Mullbinde und legen diese Packung, so heiß wie verträglich, auf den Abszeß. Nach Eintrocknung sollte die Packung erneuert werden.

ACHTUNG! Ein Abszeß, der sich nach innen öffnet, kann zu einer Blutvergiftung führen! Ziehen Sie Ihren Hausarzt zu Rate, wenn sich der Abszeß nicht innerhalb eines Tages nach außen öffnet.

Die antibakterielle Wirkung des Essigs erhöht vor allem die entzündungshemmende Wirkung des Bockshornklees.

Akne

Akne tritt meist vor, während oder nach der Pubertät auf. Daß es sich hier um eine Verstopfung und Entzündung der Talgdrüsen handelt, ist nur das äußerlich sichtbare Zeichen. Unter Einfluß der verstärkt gebildeten Hormone versucht der Körper, einen Reinigungsprozeß einzuleiten. Eine örtliche Behandlung alleine mag zwar gewisse Erfolge bringen, es ist jedoch viel wichtiger, das gesamtkörperliche Milieu zu betrachten. Entgiftung (siehe »Entgiftungskur«) und Regulierung des Stuhlgangs beheben die ursächlichen Auslöser. Anschließend muß eine Umstellung auf vitalstoffreiche Vollwertkost folgen.

Allergische Komponenten sind häufig mitbeteiligt, weshalb es sich empfiehlt, Industriekost mit ihren vielen allergieauslösenden Zusatzstoffen zu meiden. Von ganz entscheidender Bedeutung ist die Zufuhr des Spurenelementes Zink. Der Apfelessig hilft, das Zinkorotat in eine für den Körper leichter verwertbare Form zu überführen.

Akne-Apfelessig äußerlich
Je 1 EL Apfelessig und abgekochtes Wasser vermischen, ein Wattepad damit tränken und 3 Tropfen

Australisches Teebaumöl darauf geben. Damit die Pickel betupfen.

Akne-Apfelessig-Waschlotion
Je 50 g Rosen- und Kamillenblüten in eine weithalsige 1-l-Flasche mit Apfelessig füllen und 14 Tage reifen lassen. Durch einen Kaffeefilter abseihen. Dem Waschwasser soviel zugeben, daß ein angenehm erfrischender Geruch gerade bemerkbar wird.

Apfelessig-Gesichtsdampfbad
Jeden zweiten Tag können Sie ein Gesichtsdampfbad mit Apfelessig machen, um die Verklebungen in den Talgdrüsen und die Infektionen zum Abklingen zu bringen. Um anschließend die Poren zu schließen, sollten Sie ein Papierküchentuch verwenden, das Sie mit abgekochtem kaltem Wasser tränken, dem Sie die gleiche Menge Apfelessig zugegeben haben. Waschlappen müssen jedesmal frisch ausgekocht und heiß gebügelt sein, um eine Reinfektion zu vermeiden.

Apfelessig-Ganzbad
30 g Lavendelblüten, 30 g Salbeiblätter und 30 g Veilchenblüten in eine Flasche Apfelessig geben. Die Flasche reicht für 10 Bäder à 100 ml.

Akne-Apfelessig innerlich I

30 g frisch gepreßter Knoblauch, 20 g Hagebutten-schalen, 20 g Leinkraut und 20 Tabletten Zinkorotat (Apotheke) in eine Flasche Apfelessig geben.

Wie intensiv dieser Heilessig in alle Körperzellen hinein wirkt, erkennen Sie an dem leichten Knob-lauchgeruch, der besonders an den aknegeschädigten Hautbereichen auftreten kann. Wenn Ihnen selbst oder Ihrem Kind dies lästig wird, sollten Sie gleich die zweite Mischung einsetzen.

Akne-Apfelessig innerlich II

50 g frische Brunnenkresse, 20 g Hagebuttenschalen, 20 g Leinkraut und 20 Tabletten Zinkorotat (Apo-theke) in eine Flasche Apfelessig geben.

Brunnenkresse sollte wegen der Gefahr der Rei-zung des Magen-Darmtraktes nur für den Zeitraum bis zum Leeren einer Flasche eingesetzt werden.

Akne-Apfelessig innerlich III

Bei der dritten Flasche unserer Kur ersetzen Sie die Brunnenkresse durch 20 g Bittersüß (Dulcamarae sti-pites).

Alle Akne-Apfelessige werden dann täglich zur Be-handlung auf ein Wattepad geträufelt und damit die betroffenen Stellen abgetupft.

Ängstlichkeit, Hemmungen, Schulprobleme, Schlafstörungen

Ängstliche Kinder brauchen besonders viel Lob und Verständnis.
Für diese Kinder sind folgende Apfelessig-Zubereitungen hilfreich:

Johanniskraut-Apfelessig
Geben Sie in eine Flasche Apfelessig 60 g Johanniskraut.

Bei Johanniskrautzubereitungen kann es in seltenen Fällen zu dunklen Hautflecken, einer UV- bzw. Sonnenüberempfindlichkeit der Haut kommen. Mit Absetzen des Johanniskrautes verlieren sich die Hautveränderungen wieder. Falls Hautflecken auftreten, verwenden Sie den Hopfen-Melissen-Apfelessig.

Hopfen-Melissen-Apfelessig
Geben Sie in eine Flasche Apfelessig je 30 g Hopfenzapfen und Melissenblätter.

Bei Schlafstörungen empfiehlt es sich, vor der letzten Mahlzeit einen Baldrian-Hopfen-Apfelessig einzunehmen.

Baldrian-Hopfen-Apfelessig
Geben Sie in eine Flasche Apfelessig je 30g Baldrian und Hopfen.

Weitere unterstützende Maßnahmen:
Ermitteln Sie die kleinste Angst Ihres Kindes und helfen Sie ihm, diese schrittweise durch Konfrontation und Erfolg abzubauen. Durch diesen Erfolg gestärkt, gehen Sie die nächste Angst an und versuchen Sie auch diese, mit Ihrem Kind abzubauen. Im Laufe der Zeit wird es sicher gelingen, Ihrem Kind Stück für Stück zu helfen, seine Ängste zu überwinden.

Angina, Halsschmerzen, Heiserkeit

Man spricht von einer Angina, wenn die Mandeln und der Gaumen entzündet sind. Unter Tonsillitis versteht man die Mandelentzündung, unter Pharyngitis die Entzündung der Rachenmandeln. Kommt es zu einer Entzündung der Lymphstränge der seitlichen Rachenwand (Seitenstrang), so wird dies als Seitenstrangangina bezeichnet.

Schluckbeschwerden, Halsschmerzen, geschwollene und belegte Mandeln, die meist gerötet sind, Mundgeruch und belegte Zunge zeigen an, daß das Abwehrsystem versagt hat. Der Druck auf die seitlich am Hals verlaufenden Lymphdrüsen ist schmerzhaft.

Gelegentlich haben Kinder selbst bei schwerer Angina keine Schmerzen, sondern lediglich Bauchweh. Ein Blick in den Rachenraum (Taschenlampe; Löffelstiel, um die Zunge sanft herunterzudrücken, und »A« sagen lassen) informieren über den tatsächlichen Vorgang.

Jetzt ist es wichtig, dem Abwehrsystem helfend unter die Arme zu greifen. Desinfizierendes Gurgeln empfiehlt sich als erster Schritt. Hier vermag bereits allein der verdünnte Apfelessig mit seiner desinfizierenden Wirkung Gutes zu leisten.

Gurgeln

Geben Sie dazu in ein dreiviertel mit lauwarmem Wasser gefülltes Glas 1 Messerspitze Salz und anschließend nach und nach bis zu 6 TL Apfelessig, bis eine Geschmacksintensität erreicht ist, die Ihr Kind noch akzeptabel findet. In mindestens stündlichem Abstand sollte jeweils 1–2 Minuten gegurgelt werden.

Inhalation

Wenn Ihrem Kind das Inhalieren mehr Spaß bereitet, oder auch im stündlichen Wechsel mit dem Gurgeln, hat sich die Inhalation mit verdünntem Apfelessig bewährt. Ermitteln Sie die noch angenehme Menge des Apfelessigs, indem Sie ihn eßlöffelweise dem Wasser zugeben. Die Inhalationszeit sollte bei Kindern 3 Minuten nicht überschreiten. Es sollte abwechselnd durch Mund und Nase eingeatmet werden, um alle Schleimhautbereiche zu erreichen.

Tritt hierdurch nicht innerhalb von 3 Stunden eine Erleichterung ein, so empfiehlt sich der Einsatz folgender Gurgellösung:

Verstärkte Gurgellösung
Verwenden Sie hier die gleiche Apfelessigmenge, die Sie bereits für die Gurgellösung ermittelt haben. Vermengen Sie bis zu 5 Tropfen naturreines Australisches Teebaumöl mit $1/_2$ EL möglichst frischem Zitronensaft und geben Sie diese Mischung zur Gurgellösung.

Verstärkte Inhalationslösung
Vermengen Sie bis zu 10 Tropfen Australisches Teebaumöl mit 1 EL Zitronensaft und geben Sie diese Mischung in das Inhalationsgefäß, in dem sich bereits der verdünnte Apfelessig befindet.

Jeweils ein Schluck der Gurgellösung sollte, nachdem damit gegurgelt wurde, heruntergeschluckt werden. Auf diese Weise wird das Abwehrsystem sanft angeregt.

Jetzt muß sich innerhalb der nächsten 6 Stunden regelmäßigen Gurgelns oder Inhalierens eine spürbare Linderung zeigen. Andernfalls sollten Sie Ihren Haus- oder Kinderarzt zu Rate ziehen!

Bitte denken Sie daran, daß ständiges lautes Sprechen und Schreien, wie es bei Kindern häufig vorkommt, immer ungünstig für die Stimme ist, besonders bei kalter und trockener Luft. Beträgt die Luftfeuchtigkeit in Räumen unter 50 %, so sollte ein Luftbefeuchter eingesetzt werden. Die Zugabe von Apfelessig hilft bei der Desinfektion des Wassers. Bitte geben Sie gerade nur so viel Apfelessig zu, daß kein unangenehmer Essiggeruch im Raum entsteht.

Weitere unterstützende Maßnahmen:
Halswickel, ansteigendes Wechselfußbad.

Appetitstörungen

Bei einer ernsthaften Erkrankung hat der Körper zu viel zu tun, als daß er sich noch mit der Nahrungsverwertung beschäftigen könnte. Zudem steht die Ausscheidung der Erregergiftstoffe über den Darm im Vordergrund. Der Darm ist folglich auf Ausscheidung und nicht auf Aufnahme eingestellt.

Die Versorgung mit den notwendigen Nährstoffen stellen Sie deshalb am besten durch frische Gemüse- und Fruchtsäfte sicher, deren Verwertung für den Darm keine große Belastung darstellt. Dabei sind Gemüsesäfte vorzuziehen, da sie durch ihren hohen Gehalt an Basen die Neutralisation der sich gerade jetzt im Darm vermehrt bildenden Darmsäuren erleichtern. Dreimal täglich geben Sie dem Gemüse- oder Obstsaft, je nach Geschmack, 1–2 TL Apfelessig zu. Er hilft, die Vermehrung ungünstiger Darmbakterien und Pilze zu bremsen.

Da Ihr Kind in dieser Phase der Erkrankung wahrscheinlich keinen großen Hunger, nicht mal auf die meist heißgeliebten »Pommes« oder Pizza, hat, kommt folglich nicht der Appetitessig, sondern möglichst ein entgiftungsunterstützender Apfelessigansatz zum Einsatz, dessen Rezept Sie nachfolgend finden. Wenn allerdings auch außerhalb der Erkrankung eine allgemeine Appetitstörung vorliegt, dann lesen Sie bitte im Abschnitt »Apfelessig gezielt einsetzen« nach.

Anders ist es bei allgemein schwächelnden Kindern. Hier ist es hilfreich, ebenfalls die in diesem Kapitel erwähnten kalten Anwendungen einzusetzen, jedoch in dosierter Form. Der so angeregte Körperstoffwechsel meldet sich dann bald mit einem natürlichen Hungergefühl, das mit viel frischen und lebendigen »Lebensmitteln« gestillt werden sollte.

Ein Kind braucht nur so viel zu essen wie sein Körper verlangt. Solange sich keine körperlichen Mangelzeichen oder Schwächen zeigen, sollten Sie nicht versuchen, Ihr Kind an ein Mehressen zu gewöhnen. Die Aussage, daß ein Drittel unserer Nahrung uns und zwei Drittel unsere Ärzte ernähren, beweist sich an den überwiegend sehr gesunden Menschen, die gerade das Notwendigste zu essen haben. Nicht die Menge, sondern die Qualität mit frischem Gemüse, Obst und etwas Vollwertgetreide sollte im Vordergrund stehen.

Besonders die vielen heutzutage angebotenen Na-

schereien und Riegel mit ihrem extrem hohen Zucker-
gehalt rauben dem kindlichen Körper wichtige Vitamine und Mineralien. Der Hinweis »mit viel frischer
Milch« oder die Zugabe von Vitaminen ist reine Au-
genwischerei. Bedingt durch den Herstellungs- und
Konservierungsprozeß werden die meisten Vitamine
unverwertbar für den Körper.

Ungesüßte Getränke, kleine gesunde Zwischen-
mahlzeiten und eine vitalstoffreiche Kost helfen Ihrem
Kind, ein natürliches Hungergefühl zu entwickeln.

Wenn Ihr Kind nicht so essen will, wie es am gesün-
desten wäre, nörgeln Sie trotzdem möglichst nicht an
Ihrem Kind herum. Übergehen Sie das Thema am
besten und geben Sie Ihrem Kind nur so viel auf den
Teller, wie es haben will bzw. normalerweise ißt. Nur
auf ausdrückliches Verlangen des Kindes sollten Sie
nachreichen. Achten Sie auf eine entspannte Ge-
sprächsatmosphäre während des Essens, ohne daß
dabei in irgendeiner Weise über die Eßgewohnheiten
Ihres Kindes gesprochen wird.

Verhungert ist in einer derartigen Situation noch
kein Kind. Denken Sie an die Möglichkeit, daß manche Kinder die Nahrungsverweigerung als Erpressung
benutzen und die zunehmende Ratlosigkeit ihrer Eltern genußvoll beobachten.

Tritt die Nahrungsverweigerung nach einer ernsthaften Erkrankung auf, so ist diese meist noch nicht
richtig ausgeheilt. Es ist sehr wichtig, daß bei jeder fie-
berhaften Erkrankung so lange die Bettruhe eingehal-

ten wird, bis sich ein natürlicher Appetit wieder eingestellt hat.

Ungenügende Verdauungssaftproduktion kann ebenfalls eine Ursache für zu wenig Appetit sein. Selbst bei
vitalstoffreicher Ernährung entsteht dann Blutarmut
und Eisenmangel. Die Bitterstoffe in unserem Appetitkräuteressig stimulieren das Hungerzentrum im Ge-
hirn und regen die Verdauungsdrüsen an.

Appetitkräuteressig
Je 20 g Angelika, Kurkuma und Pfefferminze in eine
Flasche Apfelessig geben.

Verstärkter Appetitkräuteressig
Je 20 g Tausendgüldenkraut, Wermut und Hopfenzapfen in eine Flasche Apfelessig geben.

Weitere unterstützende Maßnahmen:
Darmsanierung, Einläufe, viel Bewegung an frischer
Luft.

Arteriosklerose bei Kindern

Untersuchungen der Weltgesundheitsorganisation
WHO haben ergeben, daß besonders in den Industrie-
ländern bis zu 10 % aller Kinder bereits arterio-
sklerotische Gefäßveränderungen aufweisen. Gefäß-
bedingte Kopfschmerzen, Schwindel, Ohrensausen,

Sehstörungen und Konzentrationsschwäche treten bereits ab dem achten Lebensjahr auf, sagt Prof. Dr. D. Kunze von der Universitätskinderklinik München. Eine fettarme und vitalstoffreiche Ernährung sollte deshalb bereits im Kindesalter selbstverständlich sein. Denken Sie vor allem an die vielen versteckten Fette in Süßigkeiten und Industrienahrungsmitteln.

Noch liegen keine mehrjährigen Untersuchungen vor, folgender Heilkräuter-Apfelessig hat sich jedoch zur Beseitigung der Beschwerden als wirkungsvoll erwiesen.

Arteriosklerose-Apfelessig
Je 10 g Heidekrautblüten, Eschenblätter, Olivenblätter, Klettenwurzel und Queckenwurzel in eine Flasche Apfelessig geben.

Asthma

Atemnot, ein pfeifendes Atemgeräusch durch krampfhafte Verengung der Bronchien, eventuell auch Husten mit Auswurf sind typische Zeichen.

Psychische Faktoren sind häufig Auslöser für einen Asthmaanfall. Die verstärkte Zuwendung durch den Einsatz der Anwendungen hilft gerade Kindern zusätzlich, den Asthmaanfall schnell in den Griff zu bekommen. Lassen Sie sich jedoch nicht durch gezielt gesteuerte Asthmaanfälle manipulieren, was manche

Kinder leider als Waffe benutzen, um ihr Ziel zu erreichen!

Die folgenden Anwendungen lindern zwar auch allergisches Asthma, Sie sollten jedoch in diesem Fall unbedingt die Hinweise im Kapitel »Die Obstessigallergie« beachten.

Meerrettich-Apfelessig
50 g frisch geriebenen Meerrettich und 25 g Honig in eine Flasche Apfelessig geben.

Im Wechsel einsetzen mit

Thymian-Apfelessig
Emulgieren Sie 10 Tropfen Thymian (Thymus vulgaris) in 1 EL Zitronensaft und geben Sie die Mischung in eine Flasche Apfelessig.

Beide Heilessigmischungen im Wechsel helfen, bei täglicher Einnahme von bis zu 3 EL, einem Asthmaanfall vorzubeugen! Wenn nach 3 Wochen keine meßbare Linderung eintritt, können Sie vom Apfelessig keine Hilfe erwarten. Bei längerer Anwendung ohne Erfolg besteht die Gefahr einer erhöhten Allergiebereitschaft.

Weitere unterstützende Maßnahmen:
Ansteigendes Armbad und Fußbad, ca. 15 Minuten. Feuchtheiße Brustwickel, alle 10 Minuten erneuern, 3–5mal wechseln.

Auge, trockenes

Ein trockenes Auge reibt und brennt, Ihr Kind hat das Gefühl eines Fremdkörpers im Auge. Meist sind derartige Beschwerden bei Kindern Nebenwirkung eines allopathischen Medikaments, z. B. Beruhigungs- oder Schlafmittels, das eingenommen wurde.

Als äußerliche Anwendung empfiehlt sich eine mildwarme Kompresse unseres Augen-Apfelessigs.

Augen-Apfelessig I
Je 10 g Augentrost, Fenchelsamen, Habichtskraut, Kamille und Walnußblätter in den Apfelessig geben.

Augenentzündung

Gerötete oder verklebte Augen können durch ein Augenbad gelindert werden. Wie bei der Badzubereitung beschrieben, brauchen Sie im Akutfall nicht erst auf das Ausreifen eines angesetzten Heilessigs zu warten. Abkochungen sind zudem für Augenanwendungen aufgrund der Bakterienabtötung zu empfehlen. Kochen Sie die vorgeschlagenen Kräuter in einer Mischung aus je $1/2$ l Wasser und Apfelessig auf und lassen Sie sie 15 Minuten im geschlossenen Topf ziehen.

Bitte nur ein Edelstahl- oder noch besser ein Glas- bzw. Keramikgefäß verwenden! Essig greift andere Metalle an.

Nun ein stabiles Papiertaschentuch oder Küchentuch mit der mildwarmen, durch einen Kaffeefilter abgefilterten Flüssigkeit tränken und die geschlossenen Augen vorsichtig damit abtupfen. Verwenden Sie für jedes Abtupfen eine frische Tuchecke oder ein neues Tuch und feuchten Sie es erneut an. Tupfen oder wischen Sie vorsichtig immer von der Schläfe zur Nase hin.

Wiederholen Sie die Behandlung alle zwei Stunden. Zeigt sich am nächsten Tag keine deutliche Besserung, so ist der Gang zum Arzt unvermeidlich!

Augen-Apfelessig II
Je 10 g Kamillenblüten, Lavendelblüten und Fenchelblüten in eine Flasche Apfelessig geben.

Ausschlag

Neben den bei den Infektionskrankheiten erwähnten Ausschlägen kommt die allergische Reaktion auf irgendeinen Stoff in Frage, mit dem das Kind in Berührung kam.

Am günstigsten ist es, die gesamte Kleidung in die Wäsche zu geben und den gesamten Körper gründlich abzuduschen.

In vielen Fällen läßt sich die gereizte Haut durch die Abwaschung mit einer Apfelessiglotion beruhigen, Juckreiz, Schwellung und Brennen lassen nach.

Wie bei der Badzubereitung beschrieben, brauchen Sie im Akutfall nicht erst auf das Ausreifen eines angesetzten Heilessigs zu warten. Kochen Sie die vorgeschlagenen Kräuter in einer Mischung aus je $^1/_2$ l Wasser und Apfelessig auf und lassen Sie sie 15 Minuten in einem geschlossenen Edelstahl-, Keramik- oder Glasgefäß ziehen.

Hautberuhigungs-Apfelessig
Je 50 g Malven- und Kamillenblüten in Wasser und Essig 1:1 aufkochen und ziehen lassen, anschließend durch einen Kaffeefilter abseihen. Dem Waschwasser soviel zugeben, daß ein angenehm erfrischender Geruch gerade bemerkbar wird.

Wenn Sie 10 Tropfen Manukateebaumöl mit 1 EL Sahne emulgieren und dem Waschwasser zusätzlich zugeben, verstärkt sich der juckreizlindernde Effekt.

Bauchschmerzen und Verdauungsprobleme

Wie bereits im Abschnitt über die Angina erwähnt, reagieren Kinder häufig bei unterschiedlichsten Erkrankungen mit Bauchweh, auch wenn der Bauch ursächlich gar nichts mit der Erkrankung zu tun hat. Er ist in vieler Hinsicht ein Barometer für den allgemeinen gesundheitlichen Zustand des Kindes. Diese fortgeleiteten Schmerzen können bei Halsentzündung,

Besonders Schmerzen in der rechten Unterbauch-
gegend können auf eine Blinddarmreizung hin-
deuten. Läßt sich das gestreckte rechte Bein nur
unter Schmerzen im Bauch anheben, kommen
eventuell Fieber, Übelkeit und Brechreiz dazu, dann
sollten Sie unbedingt zum Arzt gehen!
Vorsicht ist mit jeder Art warmer Anwendung geboten, es könnte dadurch ein Blinddarmdurch-
bruch begünstigt werden!

Rippenfellentzündung, Lungenentzündung und Hirn-
hautentzündung auftreten. Also bitte nicht auf die
leichte Schulter nehmen!

Bei deutlichen Bauchschmerzen sollten Sie dem
Kind bis zur Abklärung durch den Kinder- oder Hausarzt nichts zu essen und zu trinken geben!

Schmerzen in der Bauchmitte sind nicht so bedroh-
lich. Wenn ein Nabelbruch und ein Geschwür am
Magen oder Zwölffingerdarm ausgeschlossen werden
können, dann sind vor allem Blähungen, Verstopfung,
Schleimhautentzündungen oder Wurmbefall schuld.
Oft liegt es auch nur an zu hastigem Essen!

Bei den letzten vier Erkrankungen kann der Apfelessig, unter ärztlicher Kontrolle eingenommen, ein
sehr wirksames Medikament sein. Vor allem, wenn er
durch altbewährte Heilpflanzen zum Heilkräuteressig
gemacht wird.

Bitte bedenken Sie auch, daß Antibiotika die

Darmflora schädigen. So können sich Gärungs- und Fäulnisgase bildende Bakterien stark vermehren. Die von Ihrem Arzt oder Heilpraktiker durchgeführte Darmsanierung wird durch den Verdauungshilfe-Apfelessig unterstützt.

Verdauungshilfe-Apfelessig
Je 10 g Anis, Basilikum, Ingwer, Kardamom und Koriander in eine Flasche Apfelessig geben.

Blähungs-Apfelessig
Je 30 g Fenchel und Kümmel in eine Flasche Apfelessig geben. Wenn der Heilessig angesetzt und nicht im Kochverfahren hergestellt wird, dann entstehen besonders wirksame Enzyme, die alle Verdauungsdrüsen mild anregen und kräftigen.

Abführ-Apfelessig
Je 10 g Faulbaumrinde, Pfefferminze, Fenchelsamen, Schlehdorn und Anissamen in eine Flasche Apfelessig geben.
  Es handelt sich hier um kein Abführmittel im üblichen Sinn, sondern um einen Heilessig, der die enzymatischen Funktionen im Darm wieder harmonisieren soll.

Durchfall-Apfelessig
Je 10 g Anis, Pfefferminze, Tormentill, Walnußblätter und Zimt in eine Flasche Apfelessig geben.

Mit Hilfe des Durchfalls trennt sich der Körper von Giftstoffen, abruptes Stoppen wäre deshalb ungünstig. Dieser Heilkräuteressig ist ein altbewährtes Rezept, er läßt den Stuhl langsam fester werden, fördert jedoch weiterhin seine Ausscheidung.

Als Notlösung kann dieser Essig oder einfacher Apfelessig auch in Coca-Cola getrunken werden. Gemeinsam mit Salzstangen entsteht so eine äußerst wirksame Hilfe gegen Durchfall.

Weitere unterstützende Maßnahmen:
Fein geriebene Möhren und Äpfel mit Honig und eventuell etwas Sahne als Hauptnahrung. Apfelessig-T-Wickel, Entgiftungskur, Einlauf.

Beinschmerzen

Beinschmerzen sind die häufigsten Wachstums-schmerzen bei Kindern. Wenn Fehlstellungen der Füße und Kniegelenke ausgeschlossen werden können, dann müssen Sie die Ursache in einer allgemeinen Übersäuerung oder einem Mineralmangel suchen. Erstes Gebot ist hier der langsame Übergang auf eine basische Vollwerternährung und die Reduktion von Zucker- und Weißmehlprodukten. Gemeinsam mit dem regelmäßig eingenommenen Apfelessig, der selbst hochaufgeschlossene Mineralien enthält und zudem die Aufnahme der Mineralien über den

Darm begünstigt, läßt sich dieses Problem überwinden.

Wer ganz sichergehen will, der sollte an Stelle des einfachen Apfelessigs den Mineral-Apfelessig einsetzen (siehe Kapitel »Heilessig hilft, vielen Erkrankungen vorzubeugen«). Hier nutzen wir die Eigenschaft der Essigsäuren, Mineralien in eine für den Körper besonders leicht verwertbare Form, aufzuschließen.

Weitere unterstützende Maßnahmen:
Wadenwickel, Beinwickel, Wassertreten, Kneipp'sche Beingüsse.

Bettnässen

Geht das nächtliche Einnässen über das dritte Lebensjahr hinaus, so ist dies nicht mehr normal. Als Eltern sollten Sie sich aber darüber im klaren sein, daß Ihr Kind im Schlaf von der sich verselbständigenden Blase überrascht wird und somit schuld- und ahnungslos dieser Situation gegenübersteht.

Chronische Erkrankungen oder Fehlbildungen im Nieren- und Blasenbereich sollten ärztlicherseits ausgeschlossen werden.

Lassen Sie keine Aggressionen gegen das Kind in sich aufkommen! Oft handelt es sich um einen Hilfeschrei nach vermehrter Zuwendung. Sie brauchen sich deshalb jedoch nicht gleich Vorwürfe zu machen, denn der kindliche Bedarf an Zuwendung kann auch übertrieben hoch sein und nimmt zudem zu, wenn Sie ihm nachgeben. Nehmen Sie die Hilfe eines psychologisch erfahrenen Therapeuten in Anspruch, um sich später keine Vorwürfe machen zu müssen. Heilkräuter-Apfelessig ist ergänzend eine Hilfe.

Bettnäß-Apfelessig
25 g Johanniskraut, 15 g Melissenblätter, 20 g Heidekrautblüten in eine Flasche Apfelessig geben.

Weitere unterstützende Maßnahmen:
Wenn Sie die Oberschenkelinnenseiten einschließlich der Leisten abends mit dem zur Hälfte mit Wasser verdünnten Heilkräuteressig einreiben, kann dies den Blasenschließmuskel kräftigen. Üben Sie tagsüber mit dem Kind, zwischen dem Auftreten des Harndrangs und dem Wasserlassen zunehmend eine etwas längere Zeitspanne verstreichen zu lassen.

Stufenweise dosiertes Kältetraining kräftigt die Blasenmuskulatur. Kühler bis kalter T-Wickel, Wassertreten oder ein kaltes Fußbad wirken unterstützend.

Blasenentzündung

Plötzlich auftretendes hohes Fieber, ohne Schmerzen oder eine andere erkennbare Ursache, läßt immer die Vermutung auf eine Nieren- oder Blasenentzündung zu, die bei Säuglingen und Kleinkindern häufig fast schmerzfrei verläuft. Anders ist es bei größeren Kindern, heftiger Harndrang und Brennen beim Wasserlassen sind hier die typischen Zeichen.

Setzen Sie bitte ohne Verzögerung den Apfelessig ein, denn bei Harnverhaltung vermehren sich die Bakterien in den Harnwegen besonders gut. Durchspülen ist das erste Gebot. Der Nieren-Blasen-Apfelessig wird, damit es schnell geht, durch die Kochmethode zubereitet.

Dauern derartige Beschwerden über einen Tag an, so gehören sie in die Hand des Arztes, dem Sie am besten gleich ein Glas des Harns mitbringen.

Nieren-Blasen-Apfelessig
Je 10 g Liebstöckel, Thymian, Orthosiphon, Hauhechel und Goldrute in $^1/_2$ l Wasser und $^1/_2$ l Apfelessig geben, im Edelstahl-, Glas- oder Keramikgefäß aufkochen und 10 Minuten ziehen lassen. 50 Tropfen Australisches Teebaumöl im Saft einer Zitrone emulgieren und dem auf Körpertemperatur abgekühlten Heilkräuteressig zugeben.

Notfalls können Sie auch 50 g eines Nieren-Blasentees aus dem Supermarkt oder der Apotheke in verdünntem Apfelessig aufkochen.

Von diesem Heilkräuteressig jedem Getränk, das nun getrunken wird, 1–2 Teelöffel zugeben. Wenn die Kräuter stören, filtern Sie sie ab.

Nehmen Sie Ihr Kind mit in den nächsten Laden, der Getränke hat. Kaufen Sie jedes Getränk, das es mag, notfalls auch Cola, nur keine Milch- oder Milchmixgetränke. Je nach Alter sollten zwischen $1^1/_2$ und 3 Litern getrunken werden. Nicht zu viel auf einmal, aber regelmäßig.

Weitere unterstützende Maßnahmen:
Während im Akutstadium erwärmende T-Wickel und ansteigende Bäder angezeigt sind, sollte nach dem Ausheilen der Erkrankung das dosierte Gewöhnen an kalte Anwendungen im Vordergrund stehen.

Blutdruck, niedriger

Besonders in den ersten Schulklassen leiden Kinder recht häufig unter zu niedrigem Blutdruck. Ihr Kreislauf muß sich erst an das anhaltende Stillsitzen gewöhnen. Leider wird diese Ursache bei nachlassender Leistungsfähigkeit noch zu selten mit in Betracht gezogen. Erst wenn Müdigkeit, Schwäche, Schwindel oder sogar eine Ohnmachtsneigung dazu kommen, wird das Problem erkannt.

Der Blutdruckwert eines Grundschülers sollte mindestens 90/60 mm Hg betragen. Die regelmäßige Ein-

nahme des Kräuterhefe-Apfelessigs wirkt blutdruck-
normalisierend.

Weitere unterstützende Maßnahmen:
Alle Kaltanwendungen

Bluterguß, Prellungen, Zerrungen

Hier kann ein Kräuteressig die Auflösung des Bluter-
gusses und die Festigung des Bandapparates günstig
beeinflussen.

Tränken Sie im Akutfall ein Tuch mit dem zu gleichen Teilen mit Wasser verdünnten Essig und drücken
Sie es so aus, daß es nicht mehr tropft. Wechseln Sie
das Tuch, sobald der Umschlag warm wird.

Bluterguß-Apfelessig
Je 20 g Arnika, Kamille und Klette in eine Flasche
Apfelessig geben.

Sie können die Wirkung noch verstärken, wenn Sie
20 Tropfen Strohblumenöl in 1 EL Sahne emulgieren
und diese Emulsion ca. $^1/_2$ l verdünntem Heilessig, den
Sie sich für mehrere Umschläge zubereitet haben, zugeben.

Brennen beim Wasserlassen

siehe Blasenentzündung

Bronchitis

Ständige Erkältungen, zu trockene Luft und Schadstoffe in der Luft überfordern das kindliche Abwehrsystem. Mit dem Abhusten eines schleimigen Auswurfes will die Lunge Giftstoffe ausscheiden. Die Bronchien sind entzündlich gereizt und verengen sich zunehmend, Atemnot tritt auf.

Ohne eine Ursachenbeseitigung ist auch der Apfelessig hilflos, sind jedoch die äußeren Bedingungen günstig, so fördert er die Ausheilung deutlich.

Bronchitis-Apfelessig
Je 10 g Anis, Eukalyptusblätter, Haselwurz, Hagebutten, Zitronenmelisse und Kreuzkümmel in eine Flasche Apfelessig geben.

Dieser Heilessig ist auch zur Inhalation geeignet (siehe Kapitel »Inhalieren und Gurgeln«).

Weitere unterstützende Maßnahmen:
Brustwickel, Brustwickel mit Quark, Brustwickel mit Essig und Zwiebel, am besten die ganze Nacht über. Bei Fieber keine warmen Brustwickel machen!

Darmpilz

Nicht immer macht er sich durch Blähungen, Bauchschmerzen und allgemeines Schwächegefühl bemerkbar.

Pilzerkrankungen sind die Ursache einer Vielzahl von Beschwerden, selbst Karies, Arteriosklerose und einige Krebserkrankungen können dadurch ausgelöst werden. Eine genaue Kontrolle der Reaktion der Pilze auf die Therapie ist deshalb unerläßlich, um ein Einnisten der Pilze in den Schleimhäuten des Mundes, des Magens und des Darmes zu verhindern. Der Anti-Pilz-Joghurt ist vor allem geeignet, nach der erfolgreichen ärztlichen Therapie die natürliche Darmflora wieder herzustellen.

Anti-Pilz-Joghurt
In 300 g fettarmen Biojoghurt geben Sie 3 TL Apfelessig und 15 Tropfen Grapefruitkernöl. Gut verrühren, eventuell mit etwas Süßstoff abschmecken (keinen Zucker, Honig oder Marmelade verwenden, das ist Pilznahrung!). 15 Minuten vor den Hauptmahlzeiten jeweils 100 g davon einnehmen.

Bewährt hat sich die Dreiwochenkur.

Weitere unterstützende Maßnahmen:
Einläufe und Klistiere. (Näheres siehe dort)

Durchfall

siehe Bauchschmerzen und Verdauungsprobleme

Entgiftungskur

Als Transportmittel für die aus der Blutbahn in den Darm ausgeschiedenen Giftstoffe haben sich vor allem die Faserstoffe aus dem Apfel bestens bewährt.

Als Frühstück und dann noch weitere zwei Mal im Laufe des Tages geben Sie 1 Glas Apfelsaft mit 1–2 TL Apfelessig oder dem Entgiftungsapfelessig, dazu 1 TL Honig. Lauwarm, langsam und schluckweise trinken.

An Stelle der Mahlzeiten sollte Ihr Kind 1–2 mit der Schale roh geriebene Äpfel essen. Als Abendmahlzeit empfiehlt sich ein Teller warmes Apfelmus mit 3 TL Honig.

Mit Einläufen können Sie die Entgiftungskur unterstützen. Viel Trinken, bevorzugt mineralarmes Wasser, unterstützt die Ausscheidung über Nieren und Darm.

Wenn allergische Reaktionen auf Milchprodukte ausgeschlossen werden können (siehe Kapitel »Die Obstessigallergie«), können Sie im Wechsel mit dem Apfeltag auch einen Biojoghurttag (möglichst fettarm) mit Weizen-, Reis- und Haferkleie durchführen. Roh geriebener Apfel, eingeweichte Feigen, Datteln und Pflaumen werden zur Geschmacksabrundung eingesetzt.

Bis zu 10 TL kaltgeschlagener Honig über den Tag und in Nahrung und Getränken verteilt, führen dem Körper unbelastende Energie zu und kräftigen die günstigen Darmbakterien.

Bei Vorliegen einer Darmpilzinfektion ist mit Honig und anderen leicht verdaulichen Zuckerstoffen Vorsicht geboten (siehe Darmpilz).

Häufige und weiche Stühle werden angestrebt, 3–4 Mal täglich, damit möglichst viel Gift aus dem Körper herauskommt.

Die Zugabe von frischen oder eingeweichten Heidelbeeren, notfalls auch Heidelbeermarmelade, wirkt zu dünnen Stühlen entgegen. Roh geriebener Apfel wirkt ebenfalls leicht stopfend, während Pflaumen, Datteln, Feigen und die Kleie mehr abführen.

Schleimsüppchen, die das ganze Korn und nicht nur die Kleie enthalten, werden zwar häufig für derartige Situationen empfohlen, sind jedoch nicht unbedingt geeignet, weil der Stärkekern in derartigen Situationen den Verdauungstrakt förmlich verkleistert.

Mit den vorgeschlagenen Methoden können Sie über mehrere Tage die Zeit des intensivsten Abwehrkampfes günstig begleiten. Daß zwischendurch viel getrunken werden sollte, ist selbstverständlich. Mineralarmes oder destilliertes Wasser ist besonders vorteilhaft, denn die Mineralien aus mineralhaltigen Wässern sind für den Stoffwechsel eher belastend als helfend. Wenn der menschliche Körper die Mineralien aus Mineralwässern wirklich verwerten könnte, dann könnten wir uns auch von Gartenerde ernähren. Wir brauchen jedoch die Pflanzen, um die Mineralien in eine für unseren Körper verwertbare Form aufzuschließen.

Stark farbiger und stark riechender Harn sowie fester Stuhl sind ein warnender Hinweis nach mehr »Spülflüssigkeit«!

Entgiftungs-Apfelessig
Je 20 g Große Klette, Hagebuttenschalen und Leinkraut in eine Flasche Apfelessig geben.

Entgiftungs-Apfelessig, mild fiebersenkend
Je 20 g Leinkraut, Malvenblüten und Silberweide in eine Flasche Apfelessig geben.

Mit der beschriebenen Entgiftungskur hat der Körper Ihres Kindes beste Bedingungen, um sich mit allen Kinderkrankheiten auseinanderzusetzen. Die Einnahme zusätzlicher Medikamente ist nur selten erforderlich. Nach einigen Tagen werden Sie ein gesundes, widerstandsfähiges und in seiner Wesenheit gereiftes Kind erleben.

Bitte bedenken Sie immer: Heilen kann nur unser Körper selbst! Alle Medikamente, auch Heilpflanzen, schaffen im günstigsten Fall lediglich bessere äußere Bedingungen für den Abwehrkampf, in dem das Abwehrsystem lernen und reifen soll. Dies kann ihm niemand, auch nicht die beste Medizin, abnehmen.

Erkältung

Schnupfen, Husten, eventuell auch noch Kopf- und Gliederschmerzen zeigen an, daß unser Abwehrsystem überrumpelt wurde.

Das muß nicht sein. In den meisten Fällen läßt sich die heranrückende Gefahr voraussehen. Wenn Kinder gänzlich unterkühlt und frierend nach Hause kommen, dann gehören Sie sofort in ein warmes Apfelessigbad, mindestens aber in ein ansteigendes Apfelessigfußbad (Näheres unter »Bäder und Fußbäder, warm«). Zusätzliches Inhalieren und Gurgeln mit verdünntem Apfelessig reinigt die Haupteintrittspforten der Erkältungserreger von diesen lästigen Eindringlingen.

Den Apfelessig können Sie bei Kindern, die älter sind als drei Jahre, durch die Zugabe von Lindenblütentee in seiner Wirkung verstärken. Bei kleineren Kindern lassen Sie einfach den Lindenblütentee aus der Rezeptur weg.

Teebaumöl erweitert das Desinfektionsspektrum des Apfelessigs. Einen Schluck der Gurgellösung sollten Sie Ihr Kind nach dem Gurgeln herunterschlucken lassen, denn dieser Schluck enthält wichtige Informationen für das Abwehrsystem im Darm.

Infektionsschutz-Apfelessig
Diesen Essig können Sie bei drohender Infektionsgefahr zum Gurgeln, Inhalieren und Baden verwenden.

Je 10 g Anis, Holunder, Lindenblüten, Mädesüß und Thymian in eine Flasche Apfelessig geben oder mit $^1/_2$ l Apfelessig und $^1/_2$ l Wasser aufkochen.

Erkältungs-Apfelessig
Setzen Sie diesen Apfelessig zum Gurgeln, Inhalieren und Baden ein, wenn sich die Erkältung bereits zeigt.

Je 10 g Anis, Holunder, Lindenblüten, Brombeere und Hagebutte in eine Flasche Apfelessig geben oder mit $^1/_2$ l Apfelessig und $^1/_2$ l Wasser aufkochen. 50 Tropfen Australisches Teebaumöl in 2 EL Zitronensaft emulgieren und zugeben.

Schnupfen-Apfelessig
Je 10 g Eukalyptus, Kiefer und Kamille in eine Flasche Apfelessig geben. Nach dem Reifen oder Kochen geben Sie so viel von diesem Heilessig zum Inhalationswasser, daß kein unangenehmes Brennen in Augen und Nase entsteht (Näheres im Kapitel »Inhalieren und Gurgeln«).

Sie können auch 50 Tropfen Australisches Teebaumöl in 50 ml Sahne emulgieren und dies mit einer Flasche Apfelessig vermischen. Vor Gebrauch gut schütteln. Dosierung ebenso wie oben.

Husten-Apfelessig
Je 40 g Honig, Rettich oder Meerrettich und Zwiebel in eine Flasche Apfelessig geben. Dieser Essig ist auch zur Inhalation geeignet.

Brustwickel-Essig
10 g Senfmehl, 10 g Meerrettich und 30 g Zwiebel in
eine Flasche Apfelessig geben (Näheres siehe unter
»Brustwickel«).

Weitere unterstützende Maßnahmen:
Brustwickel, Brustwickel mit Quark, Brustwickel mit
Essig und Zwiebel, am besten die ganze Nacht über.
Bei Fieber keine warmen Brustwickel machen! (Nähe-
res siehe unter »Brustwickel«)

Fieber

Sinn des Fiebers ist es, Viren das Leben schwerzuma-
chen, da die meisten Krankheitserreger bei einer
höheren Körpertemperatur als 39,5 °C abgetötet oder
zumindest stark abgeschwächt werden. Je höher das
Fieber also ist und je länger es anhält, um so größer ist
seine Wirkung gegen die krank machenden Viren.
Natürlich sind dabei durch die Belastungsfähigkeit des
kindlichen Körpers und vor allem des Kreislaufsy-
stems Grenzen gesetzt.

Je nach Körpertemperatur haben Sie zwei Möglichkeiten, in diesen Prozeß begünstigend einzugreifen:

Bei Untertemperatur oder einem kränkelnden
Kind, dessen Abwehrsystem nicht so recht in Schwung
kommen will, hilft das ansteigende Vollbad bis
39,5 °C mit Sole und Apfelessig.

Zu heftiges und damit belastendes Fieber senken Sie mit Wadenwickeln, Herzreibung und Eisanwendung auf einen erträglichen Wert. Wählen Sie also zunächst eine kleine Entlastung, um das Fieber noch so hoch zu halten, wie es Ihr Kind ertragen kann und es nach Ansicht des behandelnden Arztes vertretbar ist.

Oft ist besonders hohes Fieber eine Reaktion des Abwehrsystems auf Giftstoffe im Darm. Einlauf und Klistier senken hier erfahrungsgemäß die Temperatur in milder Weise.

Fußbeschwerden

Blasen oder Warzen können, ebenso wie ein Senk-, Platt- oder Spreizfuß, Schmerzen bereiten. Häufig verweigern dann besonders kleinere Kinder das Laufen, ohne zu sagen, warum. Schauen Sie sich am besten die Füße an und drücken Sie vorsichtig auf auffällige, meist gerötete Stellen. Ein deutliches »Aua« wird Ihnen des Übels Wurzel anzeigen. Oft sind auch die gerade erst gekauften Schuhe schon wieder zu klein.

Ein Apfelessig-Fußbad erfrischt die Füße, hilft im Kampf gegen Entzündungen und Pilzinfektionen. Emulgieren Sie dazu 10 Tropfen Australisches Teebaumöl in 1 TL Sahne und geben Sie dies zum Apfelessig in das Fußbad (Näheres im Abschnitt »Kaltes Fußbad«).

Fußpilz

Fußpilz holen sich unsere Kinder besonders gerne im Hallenbad. Halten Sie Ihr Kind trotzdem dazu an, *nicht* die Fußdesinfektionssprühanlagen zu benutzen, sondern diesen Bereich weiträumig zu umgehen. Die Ansammlung der meist sogar gegen das Sprühmittel resistenter Keime ist in der Umgebung dieser »Hochdruck-Keimverteiler« am größten.

Anti-Fußpilz-Apfelessig
Vermischen Sie 1 EL PK-Strath-Kräuterhefe mit 10 Tropfen Australischem Teebaumöl und 1 EL Apfelessig. Natürlich können Sie sich auch größere Mengen im gleichen Verhältnis herstellen.

Mit dieser Flüssigkeit, die immer vor Gebrauch gut geschüttelt werden muß, reiben Sie vor und nach dem Bad die Füße und besonders die Zehenzwischenräume gründlich ein.

Wenn diese Mischung bei bereits vorhandenem Fußpilz unangenehm brennt, so verliert sich dies erfahrungsgemäß sehr schnell. Bei Kindern sollten Sie jedoch darauf Rücksicht nehmen und den Kräuterhefeanteil erhöhen. Vor allem die PK-Strath-Kräuterhefe wird, wenn sie auch innerlich eingenommen wird, die Abwehrkraft, nicht nur gegen Pilze, deutlich erhöhen.

Fußschweiß und Körperschweiß

Schwitzen ist ein Ausscheidungsweg des Körpers. Sind Darm, Nieren und Atmung mit der Entgiftungsaufgabe überfordert, so werden vermehrt Giftstoffe über die Haut ausgeschieden. Am Schweißgeruch, der besonders deutlich in den Achseln, Leisten und an den Füßen auftritt, kann man zum Beispiel nach ungesunden Mahlzeiten oder nach der Einnahme von Medikamenten direkt riechen, was der Übeltäter war. Die Geruchsvariationen sagen dem erfahrenen Behandler viel über die Stoffe, mit denen der Körper nicht fertig wird, aus. Auch welches der Hauptentgiftungsorgane (Leber, Darm oder Niere) geschwächt ist, läßt sich am Geruch erkennen.

Der Geruchsbindungs-Apfelessig ist zwar durchaus wirkungsvoll, er sollte jedoch nicht als Ersatz für natürliche Kleidung und Schuhe eingesetzt werden, die zumeist schon ausreichen, den unangenehmen Schweißgeruch zu vermindern. Natürliche Materialien atmen, Kleidung und Schuhe aus Kunststoffen lassen diesen natürlichen Vorgang leider nicht zu.

Geruchsbindungs-Apfelessig-Lotion
50 g Salbei in eine Flasche Apfelessig geben oder mit $^1/_2$ l Apfelessig und $^1/_2$ l Wasser aufkochen. 10 Tropfen Pfefferminzöl in 2 EL Sahne emulgieren und zugeben.

Als Badezusatz nehmen Sie so viel, daß sich gerade ein angenehm frischer Geruch bemerkbar macht. Nach dem Bad reiben Sie bei Ihrem Kind mit der unverdünnten Lotion vor allem die »geruchsstarken« Zonen ein.

Gelenkentzündung

Gelenkentzündungen können auch ohne äußerliche Ursache auftreten, sie gehen meist mit Fieber und Gelenkschwellung einher. Das Bewegen des Gelenkes ist schmerzhaft. Es können auch Entzündungen der gelenknahen Haut oder der Lymphknoten die Schmerzursache sein.

Bei Schmerzen in der Hüfte sollten Sie vor allem an einen Leistenbruch oder eine akute Blinddarmentzündung denken!

In vielen Fällen geht der Hauptschmerz von der gelenkumgebenden Muskulatur aus, deshalb sollten die Umschläge nicht nur auf das Gelenk begrenzt werden. Wie immer bei Entzündungen, so ist auch hier eine warme oder gar heiße Anwendung fehl am Platze. Sie würde alles noch wärmer, d.h. noch schlimmer, machen.

Gelenkschmerz-Apfelessig
Verwenden Sie diesen Apfelessig nur äußerlich für Bäder und Umschläge!

Kochen Sie 30 g Arnikablüten und 20 g Johannis-
kraut in $^1/_2$ l Wasser und $^1/_2$ l Apfelessig auf. Emulgieren Sie 20 Tropfen Australisches Teebaumöl, 20 Tropfen Lavendelöl und 10 Tropfen Pfefferminzöl in 50 ml
Sahne und geben Sie dies zu dem durchgeseihten
Arnikablütenessig (siehe auch Abschnitt »Gelenkwickel«).

Haarpflege, Haarwäsche

Je nach Haarlänge gehen Sie von 1 TL Shampoo als
Basis für kurzes Haar, 1 EL für schulterlanges und
2 EL für ganz langes Haar aus. Das Basisprodukt
sollte ein mildes Babyshampoo sein, eventuell mit an-
genehmem Geruch (Pfirsich oder Apfel). In diese
Grundsubstanz mischen Sie die weiteren speziellen
Zutaten für die einzelnen Haarstrukturen.

Apfelessigshampoo für fettendes Haar
Geben Sie zu der Grundmenge Shampoo $^1/_2$ TL–1 EL
Apfelessig. Je nach Haarfarbe kommt bei blondem
Haar 1–2 EL helles Bier dazu, bei braunen Haartönen
sollten sie dunkles Bier bevorzugen.

Apfelessigshampoo für normales Haar
Zu der oben angegebenen Menge Shampoo kommen
$^1/_2$ TL–1 EL Apfelessig und 1–2 TL Tee. Je nach Haar-
farbe sollten Sie zwischen Kamille (blond) oder
Schwarztee (Brauntöne) variieren.

Apfelessigshampoo für trockenes,
strapaziertes Haar
Das Shampoo mischen Sie mit $^1/_2$ TL–1 EL Apfelessig
und einem Eigelb.

Essigspülung
Viele der üblichen Haarpflegemittel, auch Spülungen,
Kuren und Tönungen, hinterlassen mit der Zeit unan-
genehme Rückstände, welche das Haar beschweren
und stumpf werden lassen. Dem können Sie mit einer
Essig–Klarspülung entgegenwirken, so bekommt das
Haar neuen Schwung und Glanz. Neue pflegende Pro-
dukte, auch selbstgemachte, werden dann besser vom
Haar aufgenommen.

Das Rezept für diese Klarspülung ist denkbar einfach: $^1/_4$–$^1/_2$ Liter Wasser, so warm, wie es Ihrem Kind
angenehm ist, mischen Sie mit 1–2 TL Honig und
2–4 EL Apfelessig. Nach dem Waschen gießen Sie
diese Mischung über das handtuchtrockene Haar,
massieren sie gründlich ein und spülen sie nach kurzer
Einwirkzeit gut aus.

Halsschmerzen

siehe Angina

Hautbeschwerden

siehe Akne oder Ausschlag

Hautpflege

Apfelessig und süße Sahne stellen eine ideale Grundlage für die Hautpflege dar. Die Mischung ist ideal hautpflegend und hat bei jedem Mischungsverhältnis einen optimalen PH-Wert.

Das Mischungsverhältnis sollten Sie gänzlich vom Empfinden Ihres Kindes beim Auftragen auf die Haut abhängig machen. Je höher der Sahneanteil, um so mehr nähern Sie sich einer optimal haftenden Massagecreme. Je geringer der Sahneanteil, um so näher kommen Sie der Konsistenz einer Lotion. Die Zugabe von Bienenwachs läßt wirkungsvolle Cremes entstehen.

Einige Tropfen ätherischer Öle, wie zum Beispiel Australisches Teebaumöl, erhöhen die medizinische Wirksamkeit. Ylang Ylang, Palmarosa, Orangenöl, Lavendel, Bergamotte, und Eisenkraut schaffen interessante Duftnuancen, die auch Kinder mögen.

Lassen Sie sich aber nicht zu sehr vom Geruch der Mischung beeinflussen. Durch den Apfelessig findet eine sehr schnelle Aufnahme der Wirk- und Duftstoffe statt, bereits nach 15 Minuten hat Ihre Haut einen gänzlich anderen Geruch, als es die ursprüngliche Apfelessig-Sahnemischung hätte vermuten lassen. Die Haut fühlt sich zudem kräftiger und elastischer an.

Die Zugabe ätherischer Öle ohne Bienenwachs kann dazu führen, daß die Emulgationsfähigkeit der Sahne abnimmt. Gründliches Schütteln vor der Anwendung behebt dieses Problem und erspart den Einsatz irgendwelcher Lösungsmittel.

Apfelessig-Hautpflecreme für Kinder
und Erwachsene
Die Creme entsteht, wenn Sie in die Lotion flüssiges Bienenwachs einrühren.

Heiserkeit

siehe Angina

Hühneraugen

siehe Warzen

Husten

siehe Erkältung

Insektenstiche

Insektenstiche kann man zur Abschwellung und Juckreizminderung, wenn die nachfolgende Mischung gerade nicht zur Hand ist, auch mit einem mit purem Apfelessig getränkten Läppchen oder Pflaster belegen. Bitte nicht reiben, da sich dadurch das Gift nur noch mehr im Gewebe verteilen würde.

Insektenstich-Apfelssig
Emulgieren Sie 30 Tropfen Australisches Teebaumöl
und 30 Tropfen Lavendelöl in 50 ml Sahne. Geben
Sie diese Mischung dann einer Flasche Apfelessig zu.
Es entsteht eine Lotion, die nicht nur die Beschwerden eines Insektenstiches lindert, sondern zugleich
die Haut pflegt und durch ihren etwas eigentümli-
chen Geruch Insekten abwehrt. Je nach Aggressivität
der Insekten, besonders in den Tropen, kann es sein,
daß Sie die Tropfenzahl der ätherischen Öle erhöhen
müssen.

Insektenstich-Apfelessig für Umschläge
Je 30 g Spitzwegerich und Zwiebel in eine Flasche
Apfelessig geben (30 g Trockenkräuter oder Pulver
bzw. 90 g Frischmasse). Nach dem Ausreifen 50 ml
Sahne zugeben, damit eine Lotion entsteht.

Jucken am After

Es kann rein nervös bedingt sein, eventuell sind jedoch auch Würmer daran schuld.
   Das ätherische Öl der Möhre mögen Würmer nicht.
Täglich mindestens eine Möhre und einen Apfel zu
essen, ist jedoch nicht nur gegen Würmer, sondern
ganz allgemein gut für unsre Kinder.

Anti-Wurm-Apfelessig

30 g frischen Knoblauch, 30 g Zwiebel und 60 g geriebene Möhre in eine Flasche Apfelessig geben. Besonders in Aprikosensaft verliert sich der Knoblauchgeschmack später recht gut.

3 x täglich vor dem Essen an Stelle des Gesundheits-Apfelessigdrinks einnehmen.

Juckreiz am ganzen Körper

siehe Ausschlag

Karies

Bakterien und Pilze im Mund greifen den schützenden Zahnschmelz an. Daß alle isolierten Zuckerverbindungen, dazu gehören auch alle erhitzten Mehlprodukte, ideale Nährböden für Bakterien und Pilze darstellen, ist inzwischen allgemein bekannt. Weniger bekannt ist leider, daß auch Vollkornbackwaren einen Bakterien- und Pilznährboden darstellen. Durch die Erhitzung beim Backen wird auch der Stärkekern des Vollwertgetreides zu minderwertigem Zucker.

Besonders die gesunde Ernährung eines Kindes hängt, weil Kinder schwer von einer wirklich gesunden Ernährung zu überzeugen sind, mehr davon ab, was man ihr beigibt, als von dem, was man wegläßt oder verbietet. So kann ein Stück frisches Obst oder Gemüse oder auch ein Stück Hartkäse, wenn es ausdauernd und gründlich gekaut wird, wieder ein bakterien- und pilzfeindliches Milieu im Mund herstellen. Achten Sie deshalb darauf, daß nach Naschereien diese natürliche Art der Zahnpflege durchgeführt wird.

Zähneputzen ist besonders am Abend wichtig, denn über Nacht können die Feinde unserer Zähne am ungestörtesten arbeiten. Die besonders kritischen Zwischenzahnbereiche lassen sich am einfachsten mit einer Munddusche reinigen, und Kinder haben meist auch noch Spaß dabei, gerade diese sinnvolle Erfindung zu benutzen.

Zum Aufbau eines natürlichen Milieus im Mund durch gründliches Spülen oder mit der Munddusche stellt der Apfelessig eine große Hilfe dar.

Apfelessig-Mundspülung
Geben Sie in ein Trinkglas 1 TL Apfelessig und 1 Tropfen Australisches Teebaumöl. Vermischen Sie erst beides und füllen Sie das Glas dann mit lauwarmem Wasser auf.

Die Mischung mit Teebaumöl bringt eine weitere Wirkungsverstärkung und wirkt besser als Teebaumöl alleine.

Keuchhusten

siehe Erkältung

Kinderkrankheiten

Masern, Scharlach, Keuchhusten, Windpocken, Röteln und Mumps verlaufen heute häufig atypisch. Durch die Mehrfachimpfung kann es zu Mischerkrankungen kommen. Wir wollen Sie deshalb in diesem Buch nicht durch Behandlungsvorschläge zu Eigenversuchen verleiten.

Kinderkrankheiten gehören grundsätzlich wegen der Gefahr bleibender Schäden in die Hand des Arztes. Er wird Ihnen zur Erleichterung der Beschwerden eventuell Bäder, Wickel, Abwaschungen oder Packungen empfehlen. Die entsprechenden Anleitungen dazu finden Sie im Kapitel »Die Praxis der Essiganwendungen«. Wenn Sie sich mit diesem Kapitel genauer auseinandersetzen, können Sie auch gezielte Vorschläge zur Erleichterung des Krankheitsverlaufes für Ihr Kind machen.

Konzentrationsschwäche

Bei Konzentrationsschwäche hat sich der Mineral-Kräuterhefe-Apfelessig nach Dr. med. Krahb bestens bewährt (siehe S. 97).

Kopfschmerzen

Die Ursachen von Kopfschmerzen sind vielfältig, in den meisten Fällen ist eine zu geringe oder zu gute Durchblutung im Kopf schuld. Süßigkeiten, Schokolade und Käse sind als allergisierende Auslöser für Kopfschmerzen bekannt.

Wenn Übelkeit und Erbrechen mit auftreten, ist der Versuch mit einem Verdauungsapfelessig sinnvoll (S. 120).

Wenn die Nasennebenhöhlen als Auslöser in Frage kommen, wird Inhalieren mit dem Schnupfen-Apfelessig (S. 133) Hilfe bringen.

Kühlender Apfelessig-Kopfumschlag
Geben Sie in ein Gefäß 1 EL Apfelessig und 1 Tropfen Pfefferminzöl. Vermischen Sie beides gut miteinander und verdünnen Sie es anschließend mit Wasser so weit, daß ein angenehmer Geruch entsteht. Lassen Sie Ihr Kind entscheiden, was es noch als angenehm empfindet.

Häufig hilft allein dieses Riechen, um den Kopfschmerz zu lindern. Mit der angenehm riechenden Verdünnung tränken Sie nun ein Tuch, dessen Seiten immer gewechselt werden, wenn es die Körperwärme angenommen hat. Legen Sie das Tuch abwechselnd auf die Stirn und in den Nacken. Wird die Kühle als angenehm empfunden, so können Sie einige Eiswürfel in das essiggetränkte Tuch einwickeln.

Als Reaktion auf den Kältereiz reguliert der Körper die Kopfdurchblutung; dies tritt jedoch häufig erst auf, wenn Sie mit der Anwendung bereits aufgehört haben. Bringt die Anwendung also keine direkte Erleichterung, dann sollten Sie nach 5–10 Minuten aufhören und erst einmal abwarten.

Bitte nicht mit dem Tuch in die Augen kommen, es brennt eventuell unangenehm, verliert sich jedoch schnell ohne Risiko.

Da auch ein Mineralmangel, vor allem an Eisen und Magnesium, schuld sein kann, hilft häufig der Mineral-Kräuterhefe-Apfelessig (S. 97) oder der Mineral-Apfelessig (S. 96)

Ergänzende Anwendungen:
Einläufe, warme oder kalte Fußbäder, Kopfdampf, Armwickel. Die kalten Anwendungen können während der schmerzfreien Zeit das Auftreten der Kopfschmerzen hinausschieben. Während der Schmerzphase ist die Reaktion oft von Mal zu Mal unterschiedlich. Hier geht probieren über studieren, bis Sie eine der vorgeschlagenen Anwendungen als erleichternde Hilfe für Ihr Kind gefunden haben.

Krämpfe

Wenn Kinder im Frühsommer zu lange der Sonne ausgesetzt sind, kann es zu einer Verschiebung des Kalzium-Phosphor-Spiegels im Blut kommen. Hier hilft der Mineral-Apfelessig (S. 96)

Lernschwäche

Hier hilft nachweislich der Mineral-Kräuterhefe-Apfelessig. (S. 97)

Lungenentzündung

Bakterien, Viren und Pilze können eine Lungenentzündung verursachen. Wenn Schüttelfrost, Temperaturanstieg über 40 °C, Kopfschmerzen und Husten auftreten, dann ist ärztlicher Rat auf jeden Fall einzuholen.

Der Apfelessig-Quarkwickel (S. 73) ist eine bewährte Hilfe.

Ergänzende Anwendungen:
Einläufe, Apfelessig-Fußbäder, Apfelessig-Fußpackung, Apfelessig-Zwiebelsaft-Fußpackung.

Mandelentzündung

Als »Polizei« des Rachenraumes spielen die Mandeln eine wichtige Rolle für die Infektionsabwehr. Nur wenn sie nachweislich selbst zum Bakterien streuenden Herd geworden sind, kann eine operative Entfernung erforderlich sein. Wer keine Mandeln mehr hat, ist erwiesenermaßen immer krankheitsanfälliger als jemand, dessen Mandeln einwandfrei funktionieren.

Die unter Angina, Halsschmerzen, Heiserkeit vorgeschlagenen Anwendungen sind hier ebenfalls angezeigt.

Migräne

Immer wiederkehrende Kopfschmerzen können eine Migräne sein, unter der auch Kinder leiden können. Die Kopfschmerzen halten dann mehrere Stunden oder gar Tage an, Übelkeit und Erbrechen können als verschlimmernde Symptome zusätzlich auftreten.

Als Auslöser müssen Krankheitsherde an den Zähnen oder Amalgamallergien, erhöhter Hirndruck, Wirbelfehlstellungen und Nasennebenhöhlenentzündungen ausgeschlossen werden.

Bis zur Ursachenbekämpfung und bis die durchgeführten ärztlichen Maßnahmen ihre Wirkung zeigen, schaffen die bei Kopfschmerzen vorgeschlagenen Anwendungen Erleichterung. Zusätzlich haben sich vor allem Einläufe und die unter Entgiftungskur vorgeschlagenen Reinigungsmaßnahmen bestens bewährt.

Anti-Migräne-Apfelessig
Je 10 g Baldrianwurzel, Hopfen, Johanniskraut, Lavendelblüten und Melisse in eine Flasche Apfelessig geben.

Milchschorf

Milchschorf zählt zu den Ekzemen, für die die Schulmedizin eine Reihe sehr wirksamer Medikamente kennt. Leider lassen Langzeitbeobachtungen vermuten, daß Asthma oder Neurodermitis in späteren Jahren durch diese Medikamente ausgelöst werden können. Der Versuch mit unserer Anti-Milchschorf-Behandlung sollte deshalb auf jeden Fall der erste Behandlungsschritt sein.

Sicherheitshalber sollten Sie in der Säuglingsernährung Milchprodukte meiden.

Tragen Sie vorsichtig PK-Strath-Kräuterhefe auf die Kopfhaut auf. Lassen Sie diese ca. 10 Minuten einwirken und waschen Sie die Kopfhaut anschließend mit verdünntem Apfelessig ab. Hierzu geben Sie 3 EL Apfelessig auf 1 l Wasser.

Ergänzende Anwendungen:
Tägliches Baden in einem Molkebad, dem Sie 1–2 EL Apfelessig zugeben.

Wenn Sie sich bei der Behandlung nicht sicher sind, wieviel Apfelessig Sie zugeben dürfen, dann richten Sie sich nach Ihrem Geschmack. Geben Sie Löffel für Löffel dem Wasser zu. Wenn der Geschmack des neutralen Wassers sich zu verändern beginnt, haben Sie die Minimalmenge ermittelt. Mit dieser Dosis werden Sie optimale medizinische Wirkungen erzielen.

Sobald eine Essig-Wasser-Mischung auch nur andeutungsweise in den Augen brennt, haben Sie überdosiert! Tränken Sie für diesen Test ein Küchentuch mit dem Badewasser und reiben Sie damit Ihre geschlossenen Augen zur Nasenwurzel hin aus.

Mukoviszidose

Unsere Erfahrungen bei der Mukoviszidose stützen sich leider nur auf einige Patienten, dort konnten wir aber gute Erfolge erzielen.

Die Zugabe von Apfelessig, der durch einen Kaffeefilter filtriert wurde, zur häufig verwendeten Kochsalzinhalation scheint die Schleimlösung zu begünstigen. Geben Sie der Inhalationslösung tropfenweise so viel filtrierten Apfelessig zu, daß sich gerade noch keine geschmackliche Änderung zeigt.

Mumps

siehe Kinderkrankheiten

Mundgeruch und Mundschleimhauterkrankungen

Mundgeruch ist ein Krankheitszeichen, Infektionen im Mund- Nasen-, Rachen oder Magenbereich müssen deshalb zunächst vom Arzt ausgeschlossen werden. Zahnpflege mit einer biologischen Zahncreme sollte natürlich selbstverständlich sein.

Aphten können Sie durch das direkte Betupfen mit unverdünntem Apfelessig, dem 1 Tropfen Teebaumöl zugegeben wurde, zum schnellen Abheilen bringen. Zur Vorbeugung hat sich die Apfelessig-Mundspülung bewährt.

Apfelessig-Mundspülung
Geben Sie in ein Glas Wasser so viel Apfelessig, wie Ihrem Kind geschmacklich angenehm ist. Lassen Sie Ihr Kind damit gründlich den Mund spülen.

Eine Wirkungsverstärkung erzielen Sie durch die Zugabe von 1 Tropfen Australischem Teebaumöl, das Sie mit dem Apfelessig vermischen, bevor Sie das Glas mit Wasser auffüllen.

Muskelkater

Muskelkater ist eine Übersäuerung der Muskulatur durch Milchsäure aus dem Muskelstoffwechsel. Alles, was die Durchblutung verbessert, hilft, die Milchsäure abzubauen.

Da man nie sicher sein kann, ob nicht vielleicht ein kleiner Muskelfaserriß entstanden ist, ist der bei derartigen Problemen bewährte Bluterguß-Apfelessig zu empfehlen (siehe S. 126). Er ist für alle Probleme im Muskel- und Gelenkbereich bestens geeignet.

Ergänzende Anwendungen:
Apfelessigbad (siehe Kapitel »Anwendungen mit Wasser«).

Nackenschmerzen

siehe Rückenschmerzen

Nabelkoliken

siehe Bauchschmerzen

Nagelbettentzündung

Da es sich hier um eine eitrige Entzündung handelt, behandeln wir intensiv antibakteriell.

Kochen Sie in einem flachen Edelstahltopf so viel Wasser ab, daß Sie die ganze Hand Ihres Kindes bequem darin baden können. Mit einem Deckel zudecken und abkühlen lassen, bis eine für das Handbad angenehme Temperatur erreicht ist. Hierbei gilt: Eher kühl als warm.

Vermischen Sie 1 EL Apfelessig mit 10 Tropfen Teebaumöl und geben Sie die Mischung in den Topf. Verwenden Sie für das Handbad kein anderes Gefäß als den zum Abkochen benutzten Topf, da der Topf durch das Abkochen des Wassers auch gleichzeitig weitgehend keimfrei geworden ist.

Nun geben Sie löffelweise weiteren Apfelessig zu, bis sich ein leichtes Brennen an der entzündeten Stelle bemerkbar macht. Baden Sie die Hand dreimal täglich 10–15 Minuten in dieser Lösung.

In der übrigen Zeit sollten Sie die entzündete Stelle mit einer Mullbinde oder einem Pflaster abdecken, das Sie mit der Badelösung getränkt haben.

Sollte sich nicht innerhalb eines Tages eine Besserung zeigen, gehen Sie zum Arzt. Eine derartige Entzündung kann auf die Sehnenscheiden der Finger übergreifen und schlimmstenfalls sogar zur Versteifung des Fingers führen.

Nasenbluten

Tränken Sie ein Stofftuch mit purem, bei empfindlichen Kindern mit etwas verdünntem Apfelessig. Am besten ist es, Ihr Kind steckt sich das Tuch selbst in das betroffene Nasenloch. Hierbei wird das Tuch so weit hinaufgeschoben, wie es noch angenehm und erträglich ist. Nun drücken Sie die Nase einige Male vorsichtig zusammen.

Ziehen Sie das Tuch erst wieder heraus, wenn die Blutung aufgehört hat.

Bei älteren Kindern können Sie auch Papiertücher als Tamponade verwenden.

Nasennebenhöhlen-entzündung

siehe Erkältung

Nierenbeckenentzündung

siehe Blasenentzündung

Ohrenschmerzen

Ohrenerkrankungen können schnell zu bleibenden
Schädigungen des Gehörs führen. Als Notlösung vor
dem Arztbesuch kann bei entzündlichen Ohrerkran-
kungen die Ohrtamponade eingesetzt werden.

Ohrtamponade
Tränken Sie ein Stück einer Schlauchbinde der klein-
sten Größe mit Zwiebelsaft und Essigwasser im Verhältnis 1:1 und stecken Sie ein kleines Stück Zwiebel
in die Schlauchbinde.
Lassen Sie am anderen Ende so viel Binde, daß der
Tampon leicht zu ziehen ist. Die Tamponade sollte mit
Apfelessigwasser feucht gehalten und mindestens zweimal täglich gewechselt werden. Trotzdem müssen Sie so
schnell wie möglich mit Ihrem Kind zum Facharzt.

ACHTUNG! Schließen Sie die Binde so, daß die
Zwiebel nicht herausrutscht und in Richtung Trom-
melfell verschwindet!

Pilzinfektionen

siehe Darmpilz und Fußpilz

Prellungen

siehe Bluterguß

Rückenschmerzen

Ungünstige Sitzhaltung in der Schule und auch der Schulstreß, den wir als Eltern vielleicht gerne unterbewerten, sind die Hauptursachen für die Rückenschmerzen von Kindern. Bewegung ist das Heilmittel Nr. 1. Eine Yogagruppe hilft oft besser als der Sportverein, der eher wieder leistungsorientiert ist und somit neuen Streß bringt.

Die Eisabreibung wirkt anhaltender als eine warme Auflage. Beides finden Sie im Kapitel »Die Praxis der Essiganwendungen« beschrieben.

Unter dem Stichwort »Hautpflege« ist die Zubereitung einer Massagecreme angegeben, die Sie hier einsetzen können.

Pro Liter Apfelessig und Sahne können Sie noch je 10 Tropfen Lavendelöl und Australisches Teebaumöl zugeben. Die schmerzlindernde Wirkung des Apfelessigs alleine hält nicht so lange an, weil er sich sofort im Blut verteilt. Er wirkt mehr schmerzlindernd durch Abtransport von Milchsäureeinlagerungen, während die ätherischen Öle direkt beruhigend auf die Nerven wirken. Deshalb ist die Kombination von ätherischem Öl und Apfelessig hier besonders wirkungsvoll.

Schlafstörungen

siehe Ängstlichkeit

Schnupfen

siehe Erkältung

Schwitzen

siehe Fußschweiß und Körperschweiß

Sonnenbrand, Sonnenallergie

Die Dosis macht das Gift! Dieser Satz zeigt sich bei unserem Verhältnis zur Sonne besonders deutlich.

Ultraviolette Strahlen, die in der Zeit zwischen 11 und 15 Uhr besonders aggressiv sind, können bleibende Schäden auf der Haut verursachen. Die Bräunung der Haut stellt zwar einen gewissen Schutz vor dem schädlichen Anteil der Strahlen dar, an sonnenarmen Tagen und im Winter gelangt dann jedoch weniger Sonnenstrahlung in die Unterhaut, wo das lebenswichtige Vitamin D nur mit Hilfe der Sonnenstrahlen gebildet werden kann.

Braungebrannte Haut ist weitaus anfälliger für Hautkrebs als blasse Haut.

Übrigens läßt ein einfaches baumwollenes T-Shirt bei intensiver Sonnenstrahlung noch genügend UV-Strahlen durch, um das Vitamin D zu bilden. Es gibt also keinen Grund, den unbekleideten Oberkörper und Kopf Ihres Kindes der direkten Sommersonne auszusetzen. Bei der schwächeren Wintersonne kann dies dagegen durchaus der Gesundheit zuträglich sein.

Es tut auch gut, am offenen oder auch geschlossenen Fenster, möglichst wenig bekleidet, Sonne tanken zu können. Wenn sich Ihr Kind dabei noch bewegt, ist die Bildung von Vitamin D noch besser.

Kleine Bläschen und ein meist juckender Ausschlag legen die Vermutung einer Sonnenallergie nahe. Liegt ein Sonnenbrand vor, können Sie Ihrem Kind mit nachfolgendem Rezept Erleichterung verschaffen.

Sonnenbrandessig
Mischen Sie Apfelessig und Wasser im gleichen Verhältnis. Wenn Sie frischen Zitronensaft zugeben, können Sie die Wirkung noch steigern.

Testen Sie unbedingt an einer kleinen Stelle aus, wieviel Zitronensaftzugabe noch erträglich ist. Ein anfängliches Brennen geht nach einigen Minuten in ein deutliches Gefühl der Erleichterung über.

Ist der Sonnenbrand so stark, daß eine Blasenbildung auftritt, sollten Sie ärztliche Hilfe in Anspruch nehmen!

Stirnhöhlenentzündung

siehe Erkältung

Übergewicht

Bei Übergewicht kann die stoffwechselanregende Wirkung des Apfelessigs hilfreich sein. Ohne gezielte Nahrungsauswahl hat der Essig jedoch wenig Chancen, allein das Problem zu lösen. Näheres dazu lesen Sie in unserem, ebenfalls im Heyne Verlag erschienen Buch »Schlank mit Apfelessig«. Dort finden Sie viele Kochrezepte, die auch Kindern schmecken.

Unruhige Füße

Unruhige Füße sind oft nur das äußere Zeichen für ein innerlich unruhiges, gehetztes und ängstliches Kind. In dem Buch »Mit Kindern Stille üben« (siehe Buchvorschläge im Anhang) finden Sie Hilfen, um dem Problem auf den Grund zu gehen.

Im Abschnitt »Ängstlichkeit, Hemmungen, Schulprobleme, Schlafstörungen« finden Sie bewährte Heilessigrezepte.

Urin, übelriechender

Urin sollte immer nur blaßfarbig sein, ist er stark gefärbt oder riecht unangenehm, so nimmt Ihr Kind zu wenig Flüssigkeit zu sich. Bedenken Sie dabei, daß Wasser das gesündeste und natürlichste Getränk ist, Milch und unverdünnte Fruchtsäfte sind mehr Nahrung als Getränk.

Tritt auch bei ausreichendem Trinken starker Geruch und eventuell sogar eine unnatürliche rote Färbung auf, so sollte Sie Ihr nächster Weg mit Ihrem Kind zum Arzt führen.

Verbrennungen

Verbrennungen sofort unter fließendem Wasser kühlen!

Selbst größere Brandwunden ersten Grades, also ohne Blasenbildung, heilen unter der Einwirkung von einer Mischung aus Apfelessig und Wasser, zu gleichen Teilen gemischt, schneller und problemloser ab. Noch besser ist die Wirkung, wenn Sie pro Liter Gesamtflüssigkeit erst 10 Tropfen Lavendelöl in dem Apfelessig verrühren und dann das Wasser zugeben.

Am besten sprühen Sie die Mischung mit einer sauberen Sprühflasche auf die Haut und lassen sie antrocknen. Auch getränkte Umschläge oder Kleidungsstücke können verwendet werden. Feuchten Sie diese einfach wieder an, sobald sie trocken werden.

Verdauungsprobleme

siehe Bauchschmerzen

Verstauchungen

siehe Bluterguß, Prellungen, Zerrungen

Verstimmung

Der traurigen Grundgestimmtheit, die sich häufig bei akuten oder chronischen Erkrankungen einschleicht, können Sie mit Hilfe des Johanniskraut-Apfelessigs entgegenwirken. Eventuell ist die Zugabe von je 1 TL Johanniskraut-Apfelessig und 1 TL Entgiftungs-Apfelessig in ein Glas Apfelsaft die günstigste Lösung.

Das wichtigste ist jedoch eine fröhliche und gelöste Haltung der das Kind umsorgenden Personen. Erzählen sie ruhig, wie Sie in Ihrer Jugend Ähnliches bewältigt haben. Versprechen Sie Ihrem Kind etwas Besonderes als Belohnung nach überstandener Krankheit. Es ist wichtig, sich gerade in dieser Zeit auf etwas freuen zu können.

Übrigens machen kalte Anwendungen nachweislich

fröhlich! Dies kommt durch stimmungshebende Hormone zustande, die der Körper zusammen mit schmerzdämpfenden Hormonen als Antwort auf den Kältereiz in die Blutbahn abgibt.

Verstopfung

siehe Bauchschmerzen

Warzen und Hühneraugen

Hühneraugen entstehen meist durch anhaltenden Druck auf eine Fußstelle. Hier sollten Sie durch entsprechendes Schuhwerk und druckverteilende Einlagen Abhilfe schaffen. In Zehenzwischenräumen kann etwas Watte oder Schafwolle helfen, den Druck zu reduzieren.

Warzen weisen auf eine generelle Abwehrschwäche hin. Um das Abwehrsystem zu trainieren, ist besonders unser PK-Strath-Kräuterhefe-Apfelessig zu empfehlen (s. Seite 97).

Warzenessig
Geben Sie in 1 oder mehrere EL Apfelessig so viel Salz, wie sich darin auflöst. Tropfen Sie davon auf die betroffene Stelle. Wenn Sie abwechselnd 3 Tropfen Teebaumöl oder Lavendelöl zu der Mischung

geben, dann lassen sich auch seltene Warzenviren besiegen.

Wadenkrämpfe

siehe Beinschmerzen

Windeldermatitis

Sie ist meistens eine Hefepilzerkrankung (candida albicans). Pilze gedeihen in einem feuchten Milieu am besten, deshalb ist häufiges Windelwechseln und möglichst die Verwendung von luftdurchlässigen Windeln erforderlich.

(Weitere Behandlung wie im Abschnitt »Hautpflege«.)

Wunden

Im Mischungsverhältnis 1:1 ergeben Apfelessig und destilliertes oder abgekochtes Wasser eine wirkungsvolle Wundspülflüssigkeit. Mit Hilfe einer Sprühflasche oder durch einfaches Darübergießen können Sie die Wunde ausspülen und anschließend getränkte Tücher zum Wundschutz auflegen.

Bei Handverletzungen eignet sich eine Schüssel mit

Apfelessigwasser zum Baden. Sie werden erstaunt sein, wie schnell die Blutung gestillt ist.

Auch hier genügen 10 Tropfen Australisches Teebaumöl pro Liter Gesamtflüssigkeit, um jene Bakterien abzutöten, mit denen Apfelessig oder Teebaumöl alleine nicht fertig werden würden.

Würmer

siehe Jucken am After

Bezugsquellen

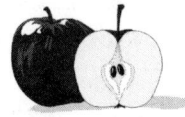

Achtung: Versichern Sie sich bei Ihrem Apotheker, daß die verwendeten Kräuter und Öle eine Qualität haben, die für innere Anwendungen geeignet ist.

Wir verwenden in unserer Praxis seit über zehn Jahren mit guten Erfahrungen die Produkte der folgenden Firmen. Dies soll nicht bedeuten, daß die Produkte anderer Hersteller minderwertiger sind. Im Praxisbetrieb ist einfach kein Spielraum für Experimente, wenn man einmal etwas Geeignetes gefunden hat.

Eine große Auswahl für medizinische Anwendungen geeigneter Essigsorten erhalten Sie bei:

Acetoria Robert Bauer, Heilbronner Straße 56, 74223 Flein, Tel. 07131/251662, Fax 07131/573288

Für medizinische Anwendungen geeignete ätherische Öle erhalten Sie bei:

Primavera life, Am Fichtenholz 5, 87477 Sulzberg, Tel. 08376/8080, Fax 08376/808839

Primavera-Öle erhalten Sie auch in vielen Apotheken, Naturkostläden oder Esoterikshops.

Zur Vitalstoffkomplettierung des Apfelessigdrinks empfehlen wir Pk-Strath-Kräuterhefe:

Strath-Labor, Strath-Straße 5–7, 93093 Donaustauf, Tel. 09403/95090, Fax 09403/950920

Für medizinische Anwendungen geeignete, frische Heil- und Gewürzpflanzen erhalten Sie bei:

Staudengärtnerei Gaissmayer, Jungviehweide 3, 89257 Illertissen, Tel. 07303/7258, Fax 07303/42181

Getrocknete Kräuter, PK-Strath-Kräuterhefe und einen geeigneten Apfelessig bekommen Sie selbstverständlich auch in Ihrer Apotheke, Ihrem Naturkostladen, Reformhaus etc.. Die Qualität von Supermarktware ist schwer zu beurteilen.

Bücher, die weiterhelfen (in alphabetischer Reihenfolge):

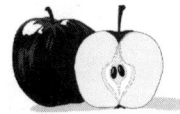

Angerstein, Joachim, H., *So heilen Teebaumöle*. Midena Verlag 1997

Angerstein, Joachim H., *Die Essig-Hausapotheke*. Weltbild Verlag 1997

Angerstein, Joachim H., *Mit Kindern Stille üben*. Südwest Verlag 1997

Bragg, Paul C., *Natürlicher Apfelessig*. Waldhausen Verlag 1996

Buslau, Sven-Jörg und Gisela Schreiber, *Teebaumöl praktisch anwenden*. Wilhelm Heyne Verlag 1996

Buslau, Sven-Jörg und Corinna Hembd, *Teebaumöl für Kinder*. Wilhelm Heyne Verlag 1997

Fabian, Ursula, *Rezepte aus der Aromaküche*. Wilhelm Heyne Verlag 1997

Fischerauer, Andreas, *Essig selbstgemacht*. Leopold Stocker Verlag 1996

Flade, Sigrid, *Allergien natürlich behandeln*. Gräfe und Unzer Verlag 1997

Haaga, Eva Maria, *Apfelessig macht schlank und schön*. Wilhelm Heyne Verlag 1998

Hertl, Michael, *Das kranke Kind*. Trias Verlag 1996

Heßmann-Kosaris, Anita und Christina Zacker, *Natürlich gesund mit Obst- und Weinessig*. Wilhelm Heyne Verlag 1997

Jarvis, D. C., *5 x 20 Jahre leben*. Hallwag Verlag 1963

Schleinkofer, German H., *Natürlich gesund mit Kneipp*. Trias Verlag 1997

Valnet, Jean, *Aromatherapie*. Wilhelm Heyne Verlag 1996

Zacker, Christina und Caroline Bayer, *Apfelessig*. Wilhelm Heyne Verlag 1997

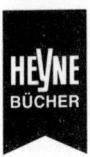
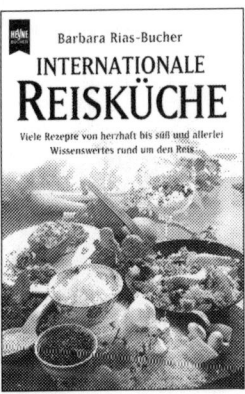

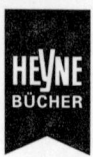
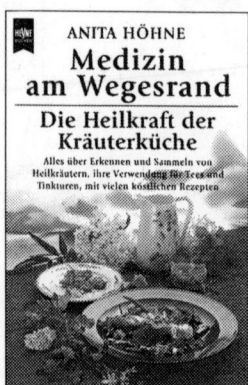

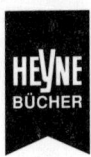

HEYNE
BÜCHER

Body & Soul

Harmonie des Lebens

Erich Bauer/Uwe Karstädt
Das Tao der Küche
08/5186

Chao-Hsiu Chen
Feng Shui
08/5181

Laneta Gregory
Geoffrey Treissman
Das Aura-Handbuch
08/5183

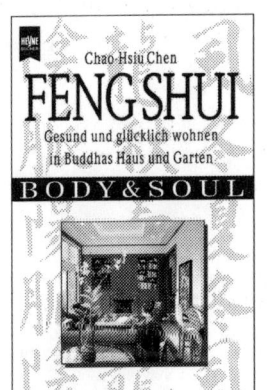

08/5181

Christopher S. Kilham
Lebendiger Yoga
08/5178

Ulrike M. Klemm
Reiki
08/5176

Anita Martiny
Fourou Turan
Aura-Soma
08/5175

Dr. med. H. W.
Müller-Wohlfahrt
Dr. med. H. Kübler
**Hundert Prozent fit
und gesund**
08/5179

Brigitte Neusiedl
Heilfasten
08/5180

Donald Norfolk
Denken Sie sich gesund!
08/5182

Magda Palmer
**Die verborgene Kraft
der Kristalle und der
Edelsteine**
08/5185

Susi Rieth
Die 7 Lotusblüten
08/5177

Dr. Vinod Verma
Ayurveda
08/5184

Heyne-Taschenbücher

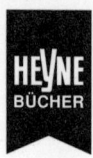

HEYNE BÜCHER

YOGA

*Harmonie von Körper,
Geist und Seele*

Richard Hittleman
Yoga
Das 28-Tage-Prpgramm
08/4546

Erling Petersen
Das Yoga-Übungsbuch
08/9299

Satya Singh
**Das Kundalini-Yoga-
Handbuch**
*Für Gesundheit, von Körper,
Geist und Seele*
08/9342

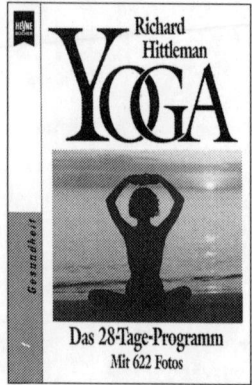

08/4546

H e y n e - T a s c h e n b ü c h e r

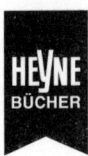

HEYNE BÜCHER

Von der Kraft des Mondes

Anna-Maria Bauer
Das Heyne-Mondjahrbuch 1998
Natürlich leben im Rhythmus der Natur
08/5145

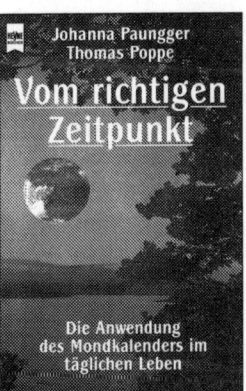

01/9803

Erich Bauer
Barbara Conrad
Das Mondphasen-Kochbuch
Gesunde Ernährung im Einklang mit dem Mond
07/4690

Johanna Paungger
Thomas Poppe
Vom richtigen Zeitpunkt
Die Anwendung des Mond-kalenders im täglichen Leben
01/9803

Christina Zacker
Die Monddiät
Schlank und schön im Einklang mit dem Mondjahr
08/5036

Christina Zacker
Mondphasen
Der Einfluß des Mondes auf den Lebensrhythmus der Frau
08/5047

Christina Zacker
Das persönliche Mondhoroskop
Mondphasen und Tierkreiszeichen
08/5155

Heyne-Taschenbücher

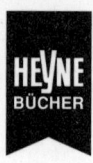
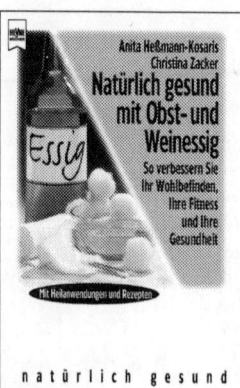